中医临床必读丛书

外科证治全生集

清·王维德　撰

胡晓峰　整理

人民卫生出版社

图书在版编目（CIP）数据

外科证治全生集/清·王维德撰　胡晓峰整理. —北京：人民卫生出版社，2006.6
（中医临床必读丛书）
ISBN 978-7-117-07598-5

Ⅰ. 外…　Ⅱ. ①王…②胡…　Ⅲ. 中医外科学-中国-清代　Ⅳ. R26

中国版本图书馆 CIP 数据核字(2006)第 046605 号

人卫社官网	**www.pmph.com**	**出版物查询，在线购书**
人卫医学网	**www.ipmph.com**	**医学考试辅导，医学数据库服务，医学教育资源，大众健康资讯**

中医临床必读丛书

外科证治全生集

撰　　者： 清·王维德
整　　理： 胡晓峰
出版发行： 人民卫生出版社（中继线 010-59780011）
地　　址： 北京市朝阳区潘家园南里 19 号
邮　　编： 100021
E - mail： pmph @ pmph.com
购书热线： 010-59787592　010-59787584　010-65264830
印　　刷： 北京铭成印刷有限公司
经　　销： 新华书店
开　　本： 850×1168　1/32　　**印张：** 4.75
字　　数： 67 千字
版　　次： 2006 年 6 月第 1 版　2024 年 12 月第 1 版第 21 次印刷
标准书号： ISBN 978-7-117-07598-5/R·7599
定　　价： 10.00 元
打击盗版举报电话：010-59787491　E-mail：WQ @ pmph.com
（凡属印装质量问题请与本社市场营销中心联系退换）

出版者的话

中医要发展创新，提高临床疗效是必由之路。而提高临床疗效的捷径，就是继承前人宝贵的诊疗理论和丰富的临床经验。古今大凡著名医家，无不是在熟读古籍，继承前人经验的基础上而成为一代宗师的。厚积薄发，由博返约，是读书成才的必然过程。步入21世纪，中医的发展与创新仍然离不开继承，而继承的第一步必须是熟读中医古籍，奠定基础。这好比万丈高楼，筑基必坚；参天大树，扎根必深。

为了在新世纪进一步发展中医，提高中医临床疗效水平，针对目前中医现状，国家中医药管理局启动了“优秀中医临床人才研修项目”。该计划首批精选培养名中医200名左右，期望在新世纪再培养一大批中医临床大家，为我国人民的医疗保健再做贡献。做临床，必读古籍；做名医，更需要熟悉古籍并能灵活应用。为了适应中医临床人才培养计划，我们从“优秀中医临床人才研修项目”必读书目中先期精选了中医各科必读的20种予以整理出版，后51种相继出版发行，《中医临床必读丛书》的出版渐臻完备。本丛书共71种，所选精当，涵盖面广，多为历代医家推崇，尊为必读经典著作，在中医学发展的长河中，占有重要的学术地位。

本次整理突出了以下特点：①力求原文准确，每种医籍均由各科专家遴选精善底本，加以严谨校勘，为读者提供精确的原文。②原则上只收原文，不作校记和注释，旨在使读者在研习之中渐得旨趣，体悟真谛。③每书撰写了导读，介绍该书的作者生平、成书背景、学术特点，及对临床的指导意义以及如何学习运用等内容，提要钩玄，以启迪读者。为便于读者检索，书后附以索引。

期望本丛书的出版，能真正起到读古籍，筑根基，做临床，提疗效的作用，有助于中医临床人才的培养和成长，以推动我国中医药事业的发展与创新。

一、经典著作

《黄帝内经素问》
《灵枢经》
《伤寒论》
《金匮要略》
《温病条辨》
《温热经纬》

二、通用著作

《素问玄机原病式》
《素问病机气宜保命集》
《儒门事亲》
《脾胃论》
《兰室秘藏》
《格致余论》
《丹溪心法》
《景岳全书》
《医贯》
《理虚元鉴》
《慎柔五书》
《医宗金鉴》
《石室秘录》
《杂病源流犀烛》
《类证治裁》
《医林改错》
《血证论》
《本草备要》
《医方集解》
《名医类案》
《医学衷中参西录》

三、各科著作

(一)内科

《金匮钩玄》
《秘传证治要诀及类方》
《医宗必读》
《医学心悟》
《证治汇补》
《医门法律》
《张氏医通》
《张聿青医案》

《临证指南医案》

《症因脉治》

《医学入门》

《医醇賸义》

（二）外科

《外科证治全生集》

《外科发挥》

《疡科心得集》

《外科精义》

（三）妇科

《妇人大全良方》

《女科经纶》

《傅青主女科》

《竹林寺女科秘传》

《济阴纲目》

（四）儿科

《小儿药证直诀》

《活幼心书》

《幼科发挥》

《幼幼集成》

（五）眼科

《秘传眼科龙木论》

《审视瑶函》

《银海精微》

《目经大成》

《眼科金镜》

（六）耳鼻喉科

《重楼玉钥》

《口齿类要》

《喉科秘诀》

（七）针灸科

《针灸甲乙经》

《针灸大成》

《针灸聚英》

（八）骨伤科

《永类钤方》

《仙授理伤续断秘方》

《世医得效方》

《正体类要》

《伤科汇纂》

《厘正按摩要术》

（九）养生

《遵生八笺》

《老老恒言》

人民卫生出版社

2006年5月

序

中医药学是具有中国特色的生命科学，是科学与人文融合得比较好的学科，在人才培养方面，只要遵循中医药学自身发展的规律，只要把中医理论知识的深厚积淀与临床经验的活用有机的结合起来，就能培养出优秀的中医临床人才。

近百余年西学东渐，再加上当今市场经济价值取向的作用，使得一些中医师诊治疾病，常以西药打头阵，中药作陪衬，不论病情是否需要，一概是中药加西药。更有甚者不切脉、不辨证，凡遇炎症均以解毒消炎处理，如此失去了中医理论对诊疗实践的指导，则不可能培养出合格的中医临床人才。对此，中医学界许多有识之士颇感忧虑而痛心疾首。中医中药人才的培养，从国家社会的需求出发，应该在多种模式多个层面展开。当务之急是创造良好的育人环境。要倡导求真求异，学术民主的学风。国家中医药管理局设立了培育名医的研修项目，首先是参师襄诊，拜名师制订好读书计划，因人因材施教，务求实效。论其共性则需重视“悟性”的提高，医理与易理相通，重视易经相关理论的学习；还有文献学、逻辑学，生命科学原理与生物信息学等知识的学习运用。“悟性”主要体现在联系临床，提高思想思考思辩的能力，破解疑难病例获取疗效。再者是熟读一本临证案头书，研修项目精选的书目可以任选，作为读经典医籍研修晋阶保底的基本功。第二是诊疗环境，我建议城市与乡村、医院与诊所、病房与门诊可以兼顾，总以多临证多研讨为主。若参师三五位以上，年诊千例以上，必有上乘学问。第三是求真务实,"读经典做临床"关键在"做"字上苦下功夫,敢于置疑而后验证、诠释进而创新,诠证创新自然寓于继承之中。

中医治学当溯本求源,古为今用,继承是基础,创新是归宿,认真继承中医经典理论与临床诊疗经验,做到中医不能丢,进而才是中医现代化的实施。厚积薄发、厚今薄古为治学常理。所谓勤求古训、融汇新知,即是运用科学的临床思维方法,将理论与实践紧密联系,以显著的疗效、诠释、求证前贤的理论,寓继承之中求创新发展,从理论层面阐发古人前贤之未备,以推进中医学科的进步。

综观古往今来贤哲名医均是熟谙经典,勤于临证,发遑古义,创立新说者。通常所言的"学术思想"应是高层次的成就,是锲而不舍长期坚持"读经典做临床"在取得若干鲜活的诊疗经验的基础上,应是学术闪光点凝聚提炼出的精华。笔者以弘扬中医学学科的学术思想为己任而决不敢言自己有什么学术思想,因为学术思想一定要具备有创新思维与创新成果,当然是在继承为基础上的创新;学术思想必有理论内涵指导临床实践,能以提高防治水平;再者学术思想不应是一病一证一法一方的诊治经验与心得体会。如金元大家刘完素著有《素问玄机原病式》,自述"法之与术,悉出《内经》之玄机",于刻苦钻研运气学说之后,倡"六气皆从火化",阐发火热症证脉治,创立脏腑六气病机、玄府气液理论。其学术思想至今仍能指导温热、瘟疫的防治。非典型传染性肺炎(SARS)流行时,运用玄府气液理论分析证候病机,确立治则治法,遣药组方获取疗效,应对突发公共卫生事件造福群众。毋庸置疑刘完素是"读经典做临床"的楷模,而学习历史,凡成中医大家名师者基本如此,即使当今名医具有卓越学术思想者,亦无例外,因为经典医籍所提供的科学原理至今仍是维护健康防治疾病的准则,至今仍葆其青春,因此"读经典做临床"具有重要的现实意义。

值得指出,培养临床中坚骨干人才,造就学科领军人物是当务之急。在需要强化"读经典做临床"的同时,以唯物主义史观学习易经易道易图，与文、史、哲，逻辑学交叉渗透融合，提高“悟性”指导诊疗工作。面对新世纪东学西渐是另一股潮流，国外学者研究老聃、孔丘、朱熹、沈括之学，以应对技术高速发展与理论相对滞后的矛盾日趋突出的现状。譬如老聃是中国宇宙论的开拓者，惠施则注重宇宙中一般事物的观察。他解释宇宙为总包一切之“大一”与极微无内之“小一”构成，大而无外小而无内，大一寓有小一，小一中又涵有大一，两者相兼容而为用。如此见解不仅对中医学术研究具有指导作用，对宏观生物学与分子生物学的链接，纳入到系统复杂科学的领域至关重要。近日有学者撰文讨论自我感受的主观症状对医学的贡献和医师参照的意义；有学者从分子水平寻求直接调节整体功能的物质，而突破靶细胞的发病机制；有医生运用助阳化气，通利小便的方药能同时改善胃肠症状治疗幽门螺杆菌引起的胃炎，还有医生使用中成药治疗老年良性前列腺增生，运用非线性方法，优化观察指标，不把增生前列腺的直径作为惟一的“金”指标，用综合量表评价疗效而获得认许，这就是中医的思维，要坚定地走中国人自己的路。

人民卫生出版社为了落实国家中医药管理局设立的培育名医的研修项目，先从研修项目中精选 20 种古典医籍予以出版，余下 50 余种陆续刊行，为我们学习提供了便利条件，只要我们“博学之，审问之，慎思之，明辩之，笃行之”，就会学有所得、学有所长、学有所进、学有所成。治经典之学要落脚临床，实实在在去“做”，切忌坐而论道，应端正学风，尊重参师，教学相长，使自己成为中医界骨干人才。名医不是自封的，需要同行认可，而社会认可更为重要。让我们互相勉励，为中国中医名医战略实施取得实效多做有益的工作。

王永炎

2005 年 7 月 5 日

导读

清代外科名家王维德总结自己多年临床经验，参以祖传秘方，汇编成《外科证治全生集》。王氏创立了阴阳为主的外科辨证论治法则，重视疮疡阴阳辨证，治疗上“以消为贵，以托为畏”，贡献家传秘方甚多，疗效卓著，备受后世医家推崇，至今仍是临床常用方剂。书成后形成以王洪绪学术思想为代表的外科学派，即全生派，在中医外科学术史中占有重要地位。

一、《外科证治全生集》与作者

王维德，字洪绪，号林屋山人，又号定定子，江苏吴县人。世代业医，曾祖若谷，以疡医名，集有《经效验方》，珍为家宝。维德幼承家学，通晓内、外、妇、儿诸科，尤擅长外科疮疡，自诩“治病历四十余年，用药从无一误”。“因思痈疽凭经并治，久遍天下；分别阴阳两治，唯余一家。特以祖遗之秘，自己临证，并药到病愈之方，精制药石之法，和盘托出”，汇编成册，于康熙五年（1740）刊刻，书名为《外科证治全生集》，又称《外科全生集》。因王氏号称“历症四十余年，百治百灵，万无一失”，所以书名命为“全生”。

书成后深受医界欢迎，尤其在中医外科领域影响巨大，形成以王洪绪学术思想为代表的学派，即全生派，在中医外科学术史中占有重要地位。由于王氏在书中呼吁“更愿处处翻刻，速遍海内”，故版本极多，仅至清末就有近40种刻本，除一卷本外，还形成二卷本、四卷本。有补入图像者，有重新编排者，有改书名为《外科验方》、《改良外科证治》者，脱衍倒讹，十分混乱。此外，还有马文植评六卷本，分前后集，除在原文中加有“马曰”评注外，还新增“西洋十宝散”等方药。

书为一卷，分六部分：一为论证，总论痈疽证治要点及各部位名证；二为治法，按人身上中下三部论述常见外科病证的治疗；三为医方，列常用外科效方 75 首；四为杂证，载内、妇、儿科杂病验方 48 首；五为制药，介绍 200 余种药物的性能及炮制；六为医案，摘录作者所治外科疾病的案例。

二、主要学术特点及临床指导意义

1. 主要学术特点

《外科证治全生集》书成后，独树一帜，影响极大。在中医外科领域能够形成外科的一支流派，足见其学术价值之高。

王氏力主痈与疽发病机理不同，一为阳实热证，一为阴虚寒证，根据红白两色鉴别，分别施治。“红痈乃阳实之症，气血热而毒滞；白疽乃阴虚之症，气血寒而毒凝”。痈疽二者治则均以开腠理为要。“腠理一开，红痈毒平痛止，白疽寒化血行。”

在阴疽治疗方面，首倡阳和解凝散寒的治疗原则，为治疗疽证开辟了新途径。其发明的阳和汤，是治疗脱疽的代表方剂。

对外科消、托两法，有独到见解，主张“以消为贵，以托为畏”。认为托法易导致病情加重，“即流注瘰疬恶核，倘有溃者，仍不敢托。托则溃者虽敛，增出者又如何耶？故以消为贵。”

治法兼顾人身正气，减少病人痛苦，反对轻用刀针，禁用升降二丹等蚀药。“毒在皮里膜外，或应开刀，尚忌深过三分，恐伤内膜。若深入寸许，伤透内腑，病人何能堪此极刑，七恶之现顷刻。世之宗其法者，尽属刽徒。此集唯疔用刺，此外概不轻用刀针，并禁用升降二丹，令人痛烂。”

方药方面，贡献家传秘方甚多，均为几代人外科临床经验的结晶，疗效卓著。“所载诸方，皆药到病除，切勿增减”。独创阳和汤、犀黄丸、醒消丸、小金丹等，备受后世医家推崇，至今仍是临床常用方剂。

2. 临床指导意义

中医外科发展至清代形成三大学派，正宗派、全生派、心得派。正宗派以明代陈实功《外科正宗》学术思想为代表，所以称为正宗派。临证以脏腑、经络、气血为辨证纲领，治疗上内外并重，内治以消、托、补为主，外治重视刀针、药蚀等法。全生派以清代王洪绪《外科证治全生集》学术思想为代表，所以称为全生派。创立了阴阳为主的外科辨证论治法则，重视疮疡阴阳辨证，治疗上“以消为贵，以托为畏”，以温通为法则，反对滥用刀针，主张“阳和通腠，温补气血”治疗阴证。自创的阳和汤、犀黄丸、醒消丸、小金丹以及阳和解凝膏等方剂，至今仍在广泛应用。心得派以清代高秉均《疡科心得集》学术思想为代表，所以名之为心得派。强调温病与外疡发病机理及治疗原则的一致性，将三焦辨证与外科审证求因相结合，把走黄、内陷与热入营血的治疗结合起来，应用犀角地黄汤、紫雪丹、至宝丹治疗沿用至今。

临床痈疽辨证可参考本书提出的观点，即痈红疽白，痈为阳热，疽为阴虚。分别选用不同的治疗方法。

阳和汤功效为温阳补血，散寒通滞。主治贴骨疽、脱疽、流注、痰核、鹤膝风等。现代常用于治疗脉管炎。

犀黄丸主治乳癌、横痃、瘰疬、流注、肺痈、小肠痈等证。现代常用于治疗癌症、淋巴结炎、多发性脓肿等。

醒消丸功效为活血散结，解毒消痈。主治一切红肿痈毒。

小金丹功效为化痰祛湿，逐瘀通络。主治流注、痰核、瘰疬、乳癌、横痃、贴骨疽等。现代常用于治疗癌症。

三、如何学习应用《外科证治全生集》

1. 学习方法

首先要具备古文知识，疑难字词要查阅字典，了解字义，准确理解原书表达的信息。其次通过目录了解原书全貌，知道书中主要内容。然后再认真阅读全书，重要内容反复阅读，必要时可以笔记摘录。

本书序言与凡例十分重要，阅读凡例是了解作者观点及编写体例的重要途径。例如作者在凡例中强调“痈与疽之治，截然两途。……是集以痈疽分别两治，皆执症执方之治法。……是集专论阴虚阳实，认定初起红白两色，是痈是疽，治即全愈。”以及“以消为贵，以托为畏”等，均是本书核心要点。

医案内容简明扼要，读后可以模仿其体例练习书写，既有利于提高临证思辨及归纳能力，又可以积累典型病例资料。

2. 学习重点

通过序言与凡例了解本书的主要观点，尤其是作者王洪绪重视痈疡阴阳辨证，治疗上“以消为贵，以托为畏”，以温通为法则，反对滥用刀针等主张。这些都是构成全生派的核心内容。

重点阅读痈疽总论和阴疽总论两部分内容。了解痈疽两证的区别，各自的病因病机，主要证候，治疗原则等。治法中重点掌握阴疽治法，药用麻黄、肉桂、炮姜三味的意义，“治之之法，非麻黄不能开其腠理，非肉桂、炮姜不能解其凝结。此三味，酷暑不能缺一也。腠理一开，凝结一解，气血能行，行则凝结之毒随消矣。”同时要掌握治疗阴疽的方剂，例如阳和汤、阳和解凝膏的临床应用。

所载医案，都是作者积累40余年临床经验中的典型病例，不可不读。记有喉证、发疽、瘰疬、痰核、恶核、乳岩、发背、腰疽、流注、横痃、杨梅疮、起肛、痘毒、囊脱、阴肿、烫伤等16种病证。

方剂内容是本书重点。所选方剂多为临床验证的经验方，适用于外科常见病证。其中重点掌握作者家传自创的阳和汤、犀黄丸、醒消丸、小金丹以及阳和解凝膏等方剂的药物组成，功效主治，用法用量，以便在临床实践中运用。

3. 注意事项

书中方剂使用需要辨证准确，分别阴阳虚实，否则会产生不良后果。例如阳和汤对于痈疡属于阳证，如红肿热痛；或阴虚有热；或阴疽已经破溃等，均不宜使用。正如马培之点评所说："此方治阴证，无出其右，乳岩万不可用。阴虚有热及破溃日久者，不可沾唇。"小金丹药力猛峻，体实者相宜，正虚者宜慎用。

本书历代刊刻版本较多，学习时应选择最佳版本。据《全国中医图书联合目录》（中医古籍出版社，1991）记载：北京图书馆、首都图书馆、军事医学科学院图书馆分别藏有清乾隆五年（1740）刊行的《外科证治全生集》。据笔者调查，此三馆现均无乾隆五年刊本。首都图书馆书与目录卡均无。北京图书馆"乾隆年刊本"实为刊年不详，仅于目录卡中注明"有乾隆五年序"。军事医学科学院图书馆"乾隆五年刊本"内有道光丁未（1847）赵克宜序，且正文颠倒混乱，显系后人重刊。因此，《全国中医图书联合目录》记载的清乾隆五年（1740）刊本《外科证治全生集》，在上述三个图书馆中并不存在。这一现象提醒我们，搞研究工作要认真细致，尽可能掌握一手资料，不能人云亦云，以讹传讹。在当今互联网普及时代，更需要注重查阅原著，收集原始资料，方能使自己的研究工作及学术观点具有扎实的基础。

胡晓峰

2006 年 4 月

整理说明

清代外科名家王维德总结自己多年临床经验，参以祖传秘方，汇编成《外科证治全生集》。据目录书记载，现存主要版本有：清乾隆五年（1740）刻本，乾隆十四年（1749）长沙经济堂刻本，道光二十一年（1841）裘孟居刻本，道光二十五年（1845）瓶花书屋刻本，咸丰十一年（1861）武昌节署刻本，以及同治、光绪年间几十种刻本，民国年间十余种石印本和铅印本等。

据《全国中医图书联合目录》（中医古籍出版社，1991）记载：北京图书馆、首都图书馆、军事医学科学院图书馆分别藏有清乾隆五年（1740）刊行的《外科证治全生集》。据笔者调查，此三馆现均无乾隆五年刊本。首都图书馆书与目录卡均无。北京图书馆“乾隆年刊本”实为刊年不详，仅于目录卡中注明“有乾隆五年序”。军事医学科学院图书馆“乾隆五年刊本”内有道光丁未（1847）赵克宜序，且正文颠倒混乱，显系后人重刊。因此，《全国中医图书联合目录》记载的清乾隆五年（1740）刊本《外科证治全生集》，在上述三个图书馆中并不存在。

本次出版选用咸丰十一年（1861）武昌节署刻本为底本，个别文字以同治六年（1867）江宁藩署刻本或同治十二年（1873）槐阴山房为刻本校改，不出注。

原书竖排改为横排，繁体字、异体字均改为通行简化字，不出注。原书表示上下之意的“右”、“左”字，直接改为

“上”、“下”字，不出注。

底本、校本书名作“外科证治全生”，今改为“外科证治全生集”。

底本仅有自序和王序，今据校本补入宋序。

本书卷末附有《金疮铁扇散方》、“刊嘉定刻本王序”、古今字对照表、校勘注文等，今将王序移至卷首，其余全部删除。

原书“燃”作“然”、“灯”作“镫”，今据文义径改，不出注。

目录依底本，个别文字据正文改动，以求一致，不另加说明。

自序

明刘诚意伯言：药不对证，枉死者多。余曾祖若谷公秘集云：痈疽无一死证。而诸书所载，患生何处、病属何经，故治乳岩而用羚羊、犀角；治横痃而用生地、防己；治瘰疬、恶核而用夏枯、连翘。概不论阴虚阳实，唯凭经并治，以致乳岩、横痃成功不救，瘰疬、恶核溃久成怯，全不悔凭经之误。夫红痈乃阳实之证，气血热而毒滞；白疽乃阴虚之证，气血寒而毒凝。二者以开腠里为要，腠里一开，红痈毒平痛止，白疽寒化血行。彼凭经而失证治者，初以为药之对经，而实背证也。世之患阴疽而毙命者，岂乏人乎？如以阴虚阳实分别治之，痈疽断无死证矣。余曾祖留心此道，以临危救活之方，大患初起立消之药，一一笔之于书，为传家珍宝。余幼读之，与世诸书治法迥别。历症四十余年，百治百灵，万无一失。因思痈疽凭经并治，久遍天下；分别阴阳两治，唯余一家。特以祖遗之秘，自己临证，并药到病愈之方，精制药石之法，和盘托出，尽登是集，并序而梓之。以质诸世之留心救人者，依方逢合，依法法制，依症用药，庶免枉死。使天下后世，知痈疽果无死症云尔。

乾隆五年岁在庚申仲春朔日林屋
王维德洪绪氏书

序

林屋先生，博古君子也。于阴阳造化之理，默契其蕴。所著《永宁通书》、《卜筮正宗》、《林屋民风》等集，久已风行海内，为当代名公巨卿所赏鉴。晚年勤于课子，琢如年兄，丁巳岁与余同捷礼闱。兹复出其《外科证治全生集》示余。余素不知医，然观其书，系祖传秘本，剖晰阴阳虚实之理最精且备，不用刀针，不施升降，对证立方，万无一失。世之获是书者，傥能依方修合，依证用药，即穷荒僻壤，咸庆全生，洵乎痈疽无死证，而可以造福于无涯矣。虽然医卜诸书，特其绪余耳。只以心存利济，故亟登诸梓，以公寰宇。至其学术渊深，理趣洋溢，有未可浅窥者。唯贻厥孙谋，亲承家教，当必科名接踵，甲第联飞，明体达用，大发其英华。庶明月夜光终不掩抑，而殷殷好善之意，亦可无负也已。是为序。

时乾隆五年庚申孟春赐进士第翰林院
庶吉士年眷侄宋邦绥拜撰

王序

余自幼闻痈疽有不可治之证，名曰阴发。五六岁时舅氏子京先生，以骨槽风亡。问之长老云：久则成痨瘵也。甲子岁子仁丈患骨槽风，始甚剧，后案《外科证治全生》法治辄愈。余取其书观之，乃知阳为痈，阴为疽。骨槽风亦痈疽类，非由瘵发，由发后服凉药，延久成瘵耳。世人知阴发之名，而不达阴发之治，良可慨也。适秦君立甫示其家藏别本，余因据以参校，互有得失。其字之显讹者改正之，间有改而意仍未明及疑者，有疑而未改者。如大痈溃后治法，两本并云体虚年老者，投参芪草皆炙也。夫托毒忌炙，上已详之，而此忽云炙，盖承上痛息毒散肿退色转红活而言。即体虚年老者，亦必至是而后可用炙，断断不可早用。今改云体虚年老者，始投参芪草，更用炙。勿仍误谓虚者初起即当用炙也。瘰疬治法第四条云：即在下手之脚骨；别本云：即在手下突出之骨。脚骨，足跗外高骨也；突出之骨，掌后锐骨也。患系喉间，手为近，故从别本。然足阳明脉，亦循喉咙下循胻外廉下足跗。拔疔散、六和散两方，并有瓜蝎，而他方或做瓜竭或做血蝎。考方书有作瓜儿血竭者，知此蝎为竭误。第如雄黄之名腰黄，后集申之。瓜竭则无文，本草亦无瓜竭之名，今并改血竭。轻粉无毒，而于黄连则云解轻粉毒，文歧出。考本草亦云无毒，而注云有毒，黄连解。今改无为有，庶免眩惑。牛膝治茎痛，茎，别本或改胫。按茎中痛，水道中痛也。第曰茎，似非茎中矣。而本草主治列茎中痛，此其脱中字乎？痈疽方诀，归芩花粉节煎成，麻黄青蒿甘草皆有用节者，此其甘草节乎？锁喉方药诀，甘桔各一钱，别本做二钱。本草当归全者活血，而是书云定血，此俱未敢臆断。表弟时清甫于吴门买是书，即立甫所藏本。清甫又于书肆旧书中见是书，与吴门所买本异。欲买之以示余，则即子仁先生藏本也，重刻者不外此二本。辗转淆讹，益不足据矣。原本刻于乾隆五年，子仁先生藏本则重刻于嘉庆五年，立甫藏本不知刻于何年。是书流传已百余年，而疡医都若未见，何哉？胡氏孤女所患治久不效，案是书治法乃效。既效欲刻余所校本，以广其传。爰更取二本，严勘付梓。而序其始末，并识其疑，以质世之精于医者。

道光二十有一年辛丑七月朔日

王浩荆门氏撰

凡例

痈与疽之治，截然两途，世人以痈疽连呼并治。夫痈疽二字之连呼，即夫妻二字之连呼也。若以痈药治疽，犹以安胎之药服其夫矣。是集以痈疽分别两治，皆执症执方之治法。如照法法制，照症用药，救人之功，余不敢分；害人之罪，余当独认，情愿万劫披毛，甘受屠家诛戮。

辑是集专论阴虚阳实，认定初起红白两色，是痈是疽，治即全愈。所载诸方，皆药到病愈，切勿增减。逐证治法，开卷了然，不必投师，人人可精此道。

诸书惟《冯氏锦囊》，内附阴疽论与余家遗秘相符，独无消疽之方，惟以温补兼托为法。且疽初起，如即平塌，安可用托，托则成功。余家之治，以消为贵，以托为畏。即流注瘰疬恶核，倘有溃者，仍不敢托，托则溃者虽敛，增出者又如何耶？故以消为贵。

医可寄生死。阅坊刻外科，妄称正宗，载云：证现七恶即死。又载以桐油烧红衣针，针入痰块半寸，用降药为条，插入针孔，七日块自开裂，再以条插七日，其核自落。又称毒在皮里肉内，刀割深要寸许，方能泄毒。殊不知毒在皮里膜外，或应开刀，尚忌深过三分，恐伤内膜。若深入寸许，伤透内腑，病人何能堪此极刑，七恶之现顷刻。世之宗其法者，尽属刽徒。此集唯疔用刺，此外概不轻用刀针，并禁用升降二丹，令人痛烂。

是书无论背项腰腹，色白者言疽，以疽药愈之。红肿者言痈，以痈药愈之。坊刻书称以某药与服不应，再易某药，岂非以人试药乎？倘患生要紧穴道，安可遭医几试？望高明详之。

世无烂久之痈，唯疽初起失消，或遭降灸针割，以致年久不敛。治之之方，详载集中。

外科药证外，另有杂证五十方，俱一服即效者，附梓集中，并无以人试药之误。望有力者，照方合就，遇病施送，如钞方传人，注明制法。

此集所到之处，见信者自然药至病除。更愿处处翻刻，速遍海内，使疮毒无枉死之人，余愿始遂。余年七十有二矣，治病历四十余年，用药从无一误。或疑药味香散猛烈，畏而不服，则是养痈贻患，非余之咎也。

目录

论证

痈疽总论

痈疽二毒，由于心生，心主血而行气，气血凝滞而发毒。患盘逾径寸者，红肿称痈，痈发六腑；若其形止数分，乃言小疖。按之陷而不即高，顶虽温而不甚热者，脓尚未成；按之随指而起，顶已软而热甚者，脓已满足。无脓宜消散，有脓当攻托。醒消一品，立能消肿止疼，为疗痈之圣药。白陷称疽，疽发五脏，故疽根深，而痈毒浅。根红散漫者，气虚不能拘血紧附也；红活光润者，气血拘毒出外也。外红里黑者，毒滞于内也；紫暗不明者，气血不充，不能化毒成脓也。脓色浓厚者，气血旺也；脓色清淡者，气血衰也。未出脓前，痈有腠里火毒之滞，疽有腠里寒痰之凝。既出脓后，痈有热毒未尽宜托，疽有寒凝未解宜温。既患寒疽，酷暑仍宜温暖；如生热毒，严冬尤喜寒凉。然阴虚阳实之治迥别，古书未详，因立其旨备览焉。诸疽白陷者，乃气血虚寒凝滞所致。其初起毒陷阴分，非阳和通腠，何能解其寒凝？已溃而阴血干枯，非滋阴温畅，何能厚其脓浆？盖气以成形，血以华色。故诸疽平塌，不能化毒者，阳和一转，则阴分凝结之毒自能化解。血虚不能化毒者，尤宜温补排脓，故当溃脓。毒气未尽之时，通其腠里之药仍不可缓。一容一纵，毒即逗留；一解一逐，毒即消散。开腠里而不兼温补，气血虚寒，何以成脓？犹无米之炊也。滋补而不兼开腠，仅可补其虚弱，则寒凝之毒，何能觅路行消？且毒盛者，则反受其助，犹车粟以助盗粮矣。滋补不兼温暖，则血凝气滞，孰作酿脓之具。犹之造酒不暖，何以成浆？造饭无火，何以得熟？世人但知一概清火以解毒，殊不知毒即是寒，解寒而毒自化，清火而毒愈凝。然毒之化必由脓，脓之来必由气血，气血之化，必由温也，岂可凉乎。况清凉之剂，仅可施于红肿痈疖。若遇阴寒险穴之疽，温补尚虞不暇，安可妄行清解，反伤胃气。甚至阳和不振，难溃难消，毒攻内脏，可不畏欤！盖脾胃有关生死，故首贵止痛，次宜健脾。痛止则恶气自化，脾健则肌肉自生。阳和转盛，红润肌生，当投补养气血之剂。若犀角、羚羊、连翘等性寒之药，咸当禁服。

阴疽论名

阴毒之证，皆皮色不异。然有肿与不肿者，有痛与不痛者，有坚硬难移，有柔软如绵者，不可不为之辨。肿而不坚，痛而难忍者，流注也。肿而坚硬，微痛者，贴骨、鹤膝、横痃、骨槽等类也。不肿而痛，骨骱麻木，手足不仁者，风湿也。坚硬如核，初起不痛者，乳岩、瘰疬也。不痛而坚，形大如拳者，恶核、失荣、马刀也。不痛不坚，软而渐大者，瘿瘤也。不痛而坚，坚如金石，形大如升斗者，石疽也。此等症候，尽属阴虚。无论平塌大小，毒发五脏，皆曰阴疽。如其初起，疼痛者易消，重按不痛而坚者，毒根深固，消之不易。治之之法，集有一定不易之方在焉。

部位论名

毒生头顶有发疽之名，颈项有落头、对口、脑疽之号。鸭卵因毒夹于腋中，鱼肚缘患生于腿肚。失荣独在项间，夹疽双发喉侧。夹棍原因脚骨，溃有驴眼之称。牛程毒匿脚皮，正有涌泉为号。腹痈指腹，箭袋云偏。臭田赢，大拇指之烂名。扁担怪，肩穴中之疖毒。鬓前疽，耳后发。腿曰腿痈，下称跨马，白谓冬瓜。手发背，脚叉疽。偷粪老鼠，又号悬痈。漏称海底，指说蛇头，甲谓甲疽。膝盖肿云鹤膝，肾子疼云子痈。马刀痈于脸上，骨槽风于牙床。井泉疽，患登心口；贴骨疽，毒踞环跳。臀尖毒，则曰臀疽；臂上痈，乃云臂毒。诸名由部位以推，治法务凭红白。初起未溃，当观现在之形；已溃溃久，须问初起之色。初起色红，仍施痈药；初发色白，当用疽丹，奏效如响。凡大痈溃后，世人多投炙芪、炙草，或用半炙半生。殊不知托里散内用人参者，并非以参补虚，不过以参助芪，添其托毒之力，却无补毒之害；炙芪止补气，而不能托毒；炙草止补中，而不能解毒。傥毒气未尽，误投炙芪、炙草，或用保元、十全等汤，致毒反得补助。毒攻内腑，则如之何？凡遇初溃大痈，宜止其痛，痛息则毒散，其肿亦退，色转红活。体虚年老者，投参、芪、草皆炙也。如体旺家贫者，无参亦易收功。

治法

烂溃不敛治法

如烂溃不堪之患，以洞天救苦丹三服，每服三钱，陈酒送服，醉盖取汗。隔两日又送一服，再隔两日，再送一服。所空隔之两日，以醒消丸，每日一服。服后毒水流尽，七日后再服醒消丸两次，接服大枣丸，每日早晚各进五钱。最危险者，可奏奇效。

患孔毒根治法

烂孔有恶肉突起，名曰毒根，往往有用降药烂去者，此乃杀之欲速也。独不知弱体岂可增痛，况烂去仍又长出，安可再烂耶？唯平安饼，专贴毒根。外以阳和解凝膏贴掩，一日一易。轻者二三日，重者六七日，不痒不疼，毒根自落。贴饼时，日服托毒散。俟毒根落后，当服保元、四物二汤收功。

翻花起肛治法

年久不敛，定翻花起肛坚硬。取老蟾破腹连肚杂，以蟾身刺数孔，盖贴患口。轻者日易一次，重者日易二次。贴蟾之日，日服醒消丸，止其疼痛。三日后毒尽，再服醒消丸，每服三钱，陈酒送服。消其翻花，软其硬肛，功效不凡也。如大患初溃者，亦如前法。毒从蟾孔而出。傥肛口硬，患孔深，取活牛蒡草根、枝、叶，或取紫花地丁嫩草，捣烂涂入肛内，皆拔毒平肛。牛蒡草即大力子草，俗呼气杀医生草。

毒气攻心治法

凡受降药毒，定致神昏呕吐。此系毒气攻心，急用护心散。绿豆粉一两，乳香末五钱，灯心炭三钱，研和。生甘草一两，煎浓汁调末，令病者时刻呷咽，咽至大半，自然止呕，神气清爽。然后接服醒消丸，以平其势。

痈疖治法

凡患色红肿疼痛，根盘寸余者是痈。毒发三四日，尚未作脓，以嫩膏围外，内以醒消丸，热陈酒送服三钱，即止其痛，夜间得睡。次日患皮起皱，再服全消。

如过四五日，患将作脓，亦以醒消丸与服。消其四围肿硬，痛息毒散患平。此以大变小之法。有脓之患顶，取咬头膏贴，加以代刀散三钱，酒服穿之。或以刀点分许穿之，以洞天膏贴，不几日收功。如患盘数寸者，或居背心、脑后、腰、腹、肚、腋、阴囊等险之穴，用五通丸、醒消丸，早晚以败毒汤轮送一次，皮皱痛息，再服至愈。傥溃，即用托毒散、醒消丸，亦早晚轮服。如患盘不满一寸，亦红肿者是疖。蟾酥丸、梅花点舌丹，皆消肿止痛。

阴疽治法

初起之形，阔大平塌，根盘散漫，不肿不痛，色不明亮，此疽中最险之证。傥误服寒凉，其色变如隔宿猪肝，毒攻内腑，神昏即死。夫色之不明而散漫者，乃气血两虚也；患之不痛而平塌者，毒痰凝结也。治之之法，非麻黄不能开其腠里，非肉桂、炮姜不能解其凝结。此三味，酷暑不能缺一也。腠里一开，凝结一解，气血能行，行则凝结之毒随消矣。治疽之方，悉列于后。照方治，无不愈。如增减，定无功效。

石疽治法

此疽初起如恶核，渐大如拳，急以阳和汤、犀黄丸每日轮服可消。如迟至大如升斗者，仍如石硬不痛，又日久患现红筋，则不治。再久患生斑片，自溃在即之证也。溃即放血，三日而毙。如现青筋者，可治。内服阳和汤，外以活商陆根捣烂，加食盐少许，敷涂。数日作痒，半月皱皮，日敷日软，而有脓袋下，以银针穿之。当用千金托里散，加熟地、生芪各一两，煎汤煎药。服十剂后，以阳和解凝膏贴满患上，空出针穿之眼，使其外皮血活。因皮膜中似成脓弄，须用布卷膏外绑紧，使皮膜相连。内服大补、保元等汤，参、芪忌炙，服至收功。如其毒气未尽，忌投补剂。

恶核治法

大者名恶核，小者名痰核，与石疽初起相同。然其寒凝甚结，毒根最深，却不易溃。未溃之前，忌贴凉膏，忌服凉药。内服阳和丸、犀黄丸可消。亦有以大田羸捣烂，敷涂消之者。大忌开刀，开则翻花起肛口。用大蟾破腹刺数孔，连杂盖患，拔毒软肛。内服温补托毒消痰之剂，犀黄丸尽可收功。丸内有麝香，孕妇忌服。

流注治法

流注，色白肿痛者是也。毒发阴分，盖因痰塞清道，气血虚寒凝结。一曰寒痰，一曰气毒。其初起皮色不异，唯肿唯疼，虽身体发热，内未作脓。以二陈汤加阳和丸同煎，数服全消。消后接服小金丹七丸，杜其续发。如皮色稍变，极痛难忍者，须服阳和汤以止其痛，消其未成脓之毒气。使已成脓者，至不痛而溃，此乃以大疽变小之法。如患顶软，即为穿之。脓多白色，以阳和膏日贴。但此症溃后，定增毒痰流走，患生不一。故初溃之后，五日内仍服小金丹十丸，以杜后患。接用犀黄丸，阳和汤，每日早晚轮服，使毒痰消尽，不补可必收功。倘幼孩不能服煎剂者，初起以小金丹化服，至消乃止。但成脓者，亦日服以消其余硬，使患不痛自穿。俟其毒气去尽，用保元汤，芪、草宜生忌炙，加入肉桂五分，日服收功。如孕妇患之，当问怀胎月数，倘未满六个月，犀黄丸有麝香不可服，服防堕胎，当以阳和汤愈之。愈后再服三四剂，以代小金丹，杜其流走。

疔毒治法

疔毒其害最速，生面、目、耳、鼻之间，显而易见；生肩足衣遮之处，隐而不知。知觉早者，晨医夕愈；迟者枉死甚多。故妇女而患暗疔者，误认伤寒，致毒攻心，走黄不救。如头、面、唇、鼻、肩、臂、手、足等处生一疱，或紫红，或黄黑者，疔也。初起刺挤恶血，见好血而止，取拔疔散插入，以膏掩之，次日疔毒化脓而愈。

红丝疔治法

手小臂，足小腿，生如红丝一条者，名曰红丝疔。要在红丝始末两头刺破，毒随血出而愈。迟则毒入肠胃不救。凡属疔毒，宜服夺命汤。

刀镰疔治法

疔形阔如韭菜，长有寸余，肉色紫黑者，名曰刀镰疔。忌行针刺。以生矾三钱，葱白七根，共捣烂作七块，葱汤逐块送下，盖汗。如无汗，再饮葱汤催之，汗出为度。取烂鸡屎，涂患立愈。迟至毒归心腑致命。

走黄治法

疔毒发肿神昏，谓走黄。如在将昏之间，急取回疔散二钱，白汤送服。少刻大痛，痛则许救。毒化黄水，痛止命活。

诸疮治法

夫疮疥之生，本由于湿。故南方卑下之地，患者最多。诸书皆言湿热所致，方中皆用生地凉血，未见愈者。或以熏罨为法，熏疮虽愈，致毒归腹，定成疮鼓。

凡患诸疮，宜戒沐浴，浴则湿气愈重，难以速痊。痊后再戒月余，庶免复发。忌食鸡、羊、虾、蟹、一应发毒新鲜等物及房事。其名有脓窠、癞疥、绣球风、猴狲疳、湿风、顽癣、蛀发癣、小儿疳、肥疮、蜡梨、火珠、冻疮、臁疮、烂腿、漆疮诸证。后列之方，皆愈诸证。

疮鼓治法

其证当以红枣丸治之。傥遇疮鼓危甚，不及待药与服，当觅大蟹四五只，约重斤余，令其白汤煮食，饮酒盖暖。睡不两时，身上发疮，更甚于前，而鼓全消，仍以疮治至愈。夫疮鼓，危证也，至疮则易愈。

杨梅结毒治法

杨梅疮又谓绵花、广豆、广疮，因形而名。然其感毒无二。以化毒为贵，熏罨为忌，罨定复发难治。初发以三黄丸，每日五鼓取四钱，热陈酒送服，醉盖取汗。或以泻肝汤，每日早晚轮服。昔书所载升药为丸，雄黄为衣，粥饮送服。或点药条一根，口含冷水之法。万不可因此不费药资，害人性命，自召天诛。如有因服升药，并药条熏罨复发，在五日之内，日服三黄丸，再取忍冬藤、牛蒡草、紫花地丁、白甘菊，煎汤当茶时饮。

如溃，以渣煎汤，日洗两度，接服圣灵丹，可祛毒尽，色转红活，用洞天膏贴收功。如下疳、蜡烛笑等毒，总不离此前治诸法。倘疼痛难忍，以圣灵丹五分，数服奏功。如溃烂，俟毒退痛止，色转红活，当以药撒生肌。如阳物硬而不痿，白精流出，此乃妒精。用破故纸、韭菜子各一两为末，每服六钱，水一碗煎半服。如见愈，宜以药剩。倘毒重，服圣灵丹，无不全愈。

痘毒治法

幼孩出痘，多服凉药，血寒气滞，乘流发毒，故其色皆白。医家每以痘后火毒治，致流走患生不一。久则生管成漏，并内生多骨，害人不少。应以流注法治，以小金丹消之。

赤游治法

初生幼孩，因胎中受毒，腿上患色红肿成片身热，名曰赤游。游者，游走也，游走遍身而死。取哺退鸡子内臭水，拂上一二次全愈。或有幼孩，口内生疳，或腮内生一红块，名曰螳螂子，皆胎毒也。用生地五钱，大黄一钱，陈酒浸，取出共捣烂。涂儿足心，男左女右，用绢缚好，干即易，愈乃止。洞天嫩膏涂亦效。

漆疮治法

取杉木屑，煎汤温洗，接以蟹黄、滑石二末，白蜜调敷。

火珠治法

用生萝卜捣烂，好醋浸敷。迟治妨命。

汤火治法

地榆磨细，香油浸敷。破损者，干末撒敷。溃烂不敛者，取灶心土，炭火烧红，水飞晒干，再加研细，人乳调敷。今之冶坊，浸油一缸，以备不虞，拂上立刻止痛，多则二次全愈，乃汤火伤之圣药也。

冻疮治法

以阳和解凝膏贴，一夜可愈。溃者贴三张收功。

禁用千捶膏鲫鱼膏

凡患一切大小白色等疽，忌用洞天膏贴，嫩膏敷，敷则寒凝愈结。最忌用千捶膏、鲫鱼膏贴，以此二膏内皆有巴豆、萆麻肉，贴则提拔成害。每见横痃、乳岩贴至致命，孕妇贴则堕胎。凡诸疽，溃后宜贴阳和解凝膏。

上部治法

獐贡头及发疽治法

孩童头发内患白色肿块，初起多有认是跌肿，至高大作疼，方始延医。医以头为首阳，唯用寒凉解毒，是以溃者内脓复生，增出者不一。殊未知此患色白，乃阴寒虚弱之证。用小金丹，初起三服而消，溃服七丸而愈，外贴阳和解凝膏。大人患之，名曰发疽，以阳和汤愈之。夏秋头面生红疖，名曰石疖。初起取洞天膏贴，周时全消，溃者贴之亦愈。用连翘、花粉、赤芍、银花、甘草、车前、滑石、泽泻，煎汤温服。即无热毒之男妇，逢酷暑宜服。

蛀发癣治法

取生木鳖片浸数日，入锅煮透取汤，将发剃去用汤洗。洗后预备取活蜈蚣三条，浸菜油内三四日，以油搽头，至愈乃止。或取草乌切片，炙脆，研粉，醋调，日涂三次，数日愈。

蜡梨疮治法

取独核肥皂，分开去核，以洋糖填实，糖内入巴豆仁，每片两粒半。仍将肥皂合好，外用线扎，盐泥包固，火煅存性。去泥研极细末，加入轻粉、槟榔末各八分，再加力研，香油调腻。剃头后，煎滚灰汤温洗，洗后以药敷，敷后不用再洗，日以药敷，至愈乃止。

头面肥疮治法

白明矾研粉，取绵纸卷作长条，打成结子几十个，入菜油内浸透，取铁筛放油结子，用火烧，结内油仍滴于所浸碗内，烧至枯，以诸结研粉，加制松香末约一半，共调油内，日以拂疮，早晚两度，三五日愈。戒食猪肉、虾蟹等发毒之物，并煎炒熬油，食则延开难愈。

咽 喉 治 法

咽喉之地，尤为急证，顷刻而痛难忍，实系寒生；婉转而痛方腾，乃为热病。譬之雷电之火，焰因阴生；燎原之火，炽由渐著也。《内经》云：骤起非火，缓起非寒。虚寒实热，识透者获济。是在明达之士，知所区别，乃随所投而无误耳。视证有诀。

咽喉证有七，形若箸头娥，无蛾喉欲闭，锁喉证亦异。缠喉热结内，麻痒肿绕外，日前气短促，厥冷喉闭碍。喉痹鼾痰响，肺绝须治快，喉癣因虚郁，微作痒疼态。不肿又不闭，淹缠最作怪，喉悬一粒珠，刀点命顷害。药从鼻里吹，珠破病即退。

喉痹治法

痹者，不仁也，骤起也，危险之证。痰在喉中作响，响如打鼾，舌色白而不肿，诸书皆称肺绝不救，盖缘误服寒凉以致死耳。如服桂姜汤立愈。桂姜汤，专治顷刻而起，前无毫恙者，此虚寒阴火之证，肉桂、炮姜、甘草各五分，共归碗内，取滚水冲入，仍将碗顿于滚水。掉药口许，漫以咽下立愈。或以生川附切片，涂白蜜，火炙透黑收贮。临用取如细粞一粒，口含咽津，亦立刻全愈。

喉闭治法

喉闭两、三日前，气急短促，手足厥冷，忽然痰壅气闭，命悬顷刻者是。利服苏子、前胡等药。

乳蛾治法

其形圆如箸头，生于咽喉关上者轻，生于关下者重。或左有右无曰单，左右皆有曰双。双者轻，单者重。以土牛膝绞汁，含口漫咽。

喉癣治法

体虚多郁者患之。喉中不闭不肿，气出如常，微微疼痒，饮食不遂者是。此系虚火，淹缠难愈。忌刺，畏补。

冰片牛黄各一分，胆矾三倍八雄精，白梅三枚去其核，雄等硼茶山豆根，七味药粉三钱七，入梅共捣作丸噙，为丸十个含十日，喉癣方中独此尊，虚火不宜补与刺，总然医愈不除根。

喉珠治法

系脑门生一红线如发，悬一黑疱大如樱珠，挂至咽门，如用刀点即死。取土牛膝活根捣汁，以好醋二三滴和匀，滴入鼻中三四次，丝断珠破，吐出瘀血立效。

锁喉治法

喉内无蛾形，痰声不响，而喉欲闭者是。后有药诀。

缠喉风治法

喉内热结，喉外肿绕，且痒且麻者是。

喉内之痰塞满，舌有痰护，此痰不出牙齿，作响如鼾。唯喉痹误服凉药，有此证也。如再迟，痰塞鼻内，气无出入即死。倘遇此危急之证，取鹅毛一根，粘厘许桐油，入喉一卷，痰随油吐，以桂姜汤愈之。如于道路无人店之处，药未备在者，遇有喉证，取针刺其两指少商穴，无药即愈。

牙痛辨治

牙根肉红肿痛甚者是。刺出毒血，取真珠散吹之，内服泻肝汤而愈。牙骨及腮内疼痛，不肿不红，痛连脸骨者，是骨槽风也。倘以痈治，则害之矣。

骨槽风治法

患在腮内牙根，形同贴骨疽者是。初起往往有误认牙疼，多服生地、石膏，以致成功，烂至牙根，延烂咽喉不救。当用二陈汤加阳和丸煎服，或阳和汤消之。倘遇溃者，以阳和汤、犀黄丸，每日早晚轮服。如有多骨，以推车散吹入，隔一夜，其骨不痛，自行退出。吹至次日，无骨退出，以生肌散吹入。内服保元汤加肉桂、当归、芎䓖、生黄芪、生甘草，收功而止。

瘰疬治法

瘰疬生于项间，初起一小块，不觉疼痒，在皮里膜外，渐大如桃核，旁增不一。皮色不异者，以子龙丸，每服三分，淡姜汤每日送服三次，至消乃止。倘幼孩不善服丸，取小金丹，每日一丸，用布包放石上，隔布敲细入杯，取冷陈酒三四匙浸化，用银物研，临卧以热陈酒冲服，醉盖暖取汗，服消乃止。数年内忌服香橙，食则复患。凡瘰疬内有溃烂，间有成脓未溃者，亦有未成脓者，须服犀黄丸。止其已溃之痛，松其成脓未溃之胀，消其未成脓之核。已成脓者，用咬头膏穿之。日服温补、祛痰通腠、活血壮气之剂，外贴阳和解凝膏而愈。其瘰疬延烂至肩胸胁下，不堪之极者，须用洞天救苦丹三服，犀黄丸六服，服有规法在前。服完，九日后，皮色变白，孔内红活，接服大枣丸。肌肉渐长，用生肌散日敷收功。又瘰疬烂至咽喉，如饮热汤，外觉热痛者，乃危险至极。倘稍迟，则烂穿咽喉，不救。急取柴心一根，量本人中指，量其三指，共积一薪。随其长短，男左女右。就手之左右，即在手下突出之骨，正中骨顶之处定准，一直量上尽头，以墨记。取艾团连灸三壮，膏掩，可保咽喉不穿。收功之法，前已列明。敷药有诀陈下。未成脓者灸则可消，烂溃者可敛，赤贫人用之。瘰疬烂溃不堪言，烂至胸腰连耳肩，荆芥根煎温复洗，疮中紫块莫针穿，犀黄大枣丸神效，日服日洗日敷痊，樟脑腰黄等细粉，麻油调扫肉新鲜。

遮腮发颐治法

患生于腮，有曰遮腮者，有曰发颐者，当宜别治。腮内酸痛者，遮腮也，取嫩膏敷上，次日全愈。傥病后两腮发肿，不作酸痛者，乃是发颐，宜服表风散毒之剂。当用白芷、天麻、防风、荆芥各一钱，陈酒煎半碗，送服醒消丸三钱，自愈。

耳后锐毒治法

患发耳后，又名耳后发。宜别阳实阴虚，治无一错。患色白者，以阳和丸与二陈汤同煎服，或以小金丹服消。色如红者，醒消丸服消。诸书不拘红白，概以元参、牛蒡、连翘、归尾、赤芍、银花等七味治之，色红者尚服不消，傥色白者，服遭其害矣。

走马牙疳治法

用生香附、生半夏等分为末，鸡子白调作如饼，贴男左女右涌泉穴，一周时愈。如小儿口内生毒块，不能食乳，俗名螳螂子，用生地酒浸捣烂，涂男左女右脚心自愈。

鹅掌风治法

鹅掌风患于手足掌指皮上，硬而痒燥烈者是。用麻油一两，红砒一钱，敲细如粞，入油煎至砒枯烟绝为度，去砒留油。有风之处，日以火烘油，擦二三次，至愈止。

鹅爪风治法

即油灰指甲。日取白凤仙花，捣涂指甲，上下包好。日易凤仙，过时灰甲换好。

天蛇头治法

患生指上，形似蛇头而名。红痛者，取白萝卜一段挖孔，入雄黄三分，蒸半熟套指。或取乌梅仁，嚼烂涂指。嫩膏涂之皆消。如患色白，小金丹服愈。

甲疽治法

凡指甲边生一赤肉突出，时常举发者，甲疽也。用狼毒一两，黄芪二两，醋浸一宿，入猪脂五两，微火上煎取二两，绞去渣，退火气。以封疽口，日易三度，毒消口敛。

脱骨疽治法

凡手足之无名指，患色白而痛甚者，脱骨疽也。诸书载云：急用剪去其指，可保其命，迟则肿延手足之背，救无术矣。殊不知此亦疽也。大人以阳和汤，幼孩以小金丹，最狠者，以犀黄丸，皆可消之。色红者，以热疖、蛇头等法治之。

中部治法

井泉疽治法

此疽生于心口，又名幔心锐毒。初起若心口内有块渐大，心口发高，毒陷即死。此医皆缩手之证，诸书亦无药治之法。唯以本人两手十指，以线量其长短，共积其线，在喉管正中处，双环至背脊之中，看两线头尽处为中穴。又以本人中指之中一节，用柴心量准作一寸，中穴之左右各远一寸，各以墨记。分立三穴如∴，每穴用艾三大壮，一齐火灸，灸毕全愈。

肺疽治法

诸患易识，独肺中患毒难觉。两脚骨疼痛者，或脚骨不痛，而舌下生如细豆一粒者，再心口之上，内做微痛及咳嗽、口干、咽燥，此皆肺中生毒之证也。即用甘草、桔梗各三钱，煎服。服下如觉稍安，肺之患毒无疑矣。以犀黄丸十服，服完全愈。此是预识预治，百无一死之法。世人但知脚痛医脚，咳嗽医嗽，舌下一粒，便以刀刺。且此一粒，患未成脓定色淡，患愈亦消；患笃，其色紫黑，如用刀刺立害。诸书皆载云：口吐臭痰，胸中发腥作痛者，肺痈也。又称证有三不治：时吐臭痰，久如硬米饭者不治；呕脓不止者不治；白面变赤者不治。唯呕而脓自出者易治。治之之药，唯地黄、保生、归脾等汤，轮服而已，并无预知早治之法。直至吐臭痰发腥，始知肺痈，犹小舟飘入大洋也。每见此证吐脓，脓色皆白，故称肺疽。用犀黄丸，治无不效。有赤贫者患之，以陈年腌芥菜卤，每晨取半杯，滚豆腐浆冲服。服则胸中一块，塞上塞下，塞至数次，方能吐出，连吐恶脓，日服至愈。凡患此证者，终身戒食鸭卵、白鲞、红萝卜、石首鱼、著甲鱼，食则复发难生。

发背治法

发背，乃痈疽中大患。缘其患位，对心对肺对脐耳。偏曰搭手，用手可搭而名。红肿痛甚者，应称背痈。治法已列治痈法内。如患色白肿痛者，当以流注法治；如平塌不痛者，当以阴疽法治，此皆阴发背也。如误敷凉药，误贴凉膏，定毒攻内腑不救。

乳岩治法

初起乳中生一小块，不痛不痒，证与瘰疬、恶核相若，是阴寒结痰。此因哀哭忧愁，患难惊恐所致。其初起，以犀黄丸，每服三钱，酒送十服全愈。或以阳和汤加土贝五钱，煎服，数日可消。倘误以膏贴药敷，定主日渐肿大，内作一抽之痛，已觉迟治。倘皮色变异，难以挽回，勉以阳和汤日服，或以犀黄丸日服，或二药每日早晚轮服。服至自溃而痛者，外用大蟾六只，每日早晚取蟾破腹连杂，以蟾身刺孔，贴于患口，连贴三日。内服千金托里散，三日后接服犀黄丸，可救十中三四。溃后不痛而痒极者，无一挽回。大忌开刀，开则翻花最惨，万无一活。男女皆有此证。

乳痈治法

妇人被儿鼻风吹入乳孔，以致闭结，名曰妒乳。内生一块，红肿作痛者，大而言痈，小而言疖。以紫河车草、浙贝各三钱为末，黄糖拌陈酒服，醉盖取汗。或用炒白芷、乳香、没药各制净，浙贝、归身等分为末，每服五钱酒送。专治乳痈乳疖，一服全消。如溃，以醒消丸，酒送一服，以止其痛，外贴洞天膏自愈。如患色白者，应以流注法治。倘溃烂不堪者，以洞天救苦丹，按法与服。七日后，接以大枣丸，日服收功。

乳悬治法

此怪证也，世间亦偶有之。盖产后两乳伸长，形细如鸡肠，垂过小腹，痛难刻忍。急用芎䓖、当归各一斤，内取各四两切片，水煎时服。以所余斤半，切大块。产妇面前放一桌，下放火炉，将芎、归入炉漫烧，令妇伏于桌上，口鼻及乳吸烟。如药尽未痊，再如前法，煎服熏吸，便可缩上。倘不能复旧，取萆麻子一粒，冷水磨涂头顶，见缩复旧，即时洗去乃愈。愈后，倘日后再产，必复发不救。故膏药不可以萆麻煎入。倘贴妇人下身疮疖即小产，产后尚不觉膏故，再贴致命。可见巴豆、萆麻之害如此。

下部治法

横痃治法

横痃生于小腹两旁，大腿界中，形如腰子，皮色不异，硬如结核，按之微痛者是也。日取皂角刺六钱为末，布袋同糯米二合，煮粥时饮，三四日全消。或以子龙丸，每服三分，淡姜汤日送三次，全愈乃止。大忌开刀，开则刀口无脓，唯出白腻浆，三百日内而死。自溃者亦然。

小肠疽治法

患在小腹之内，按之如掌，坚硬而热，微痛，小便频数，汗出怯寒，腹色如故，或现微肿，脉紧实有力者是也。以犀黄丸愈之。

悬痈治法

患在肛门前、阴茎后两相交界之处，初起细粒，渐如莲子，数日如桃李样，俗呼偷粪老鼠。溃经走泄，即成漏生管，漏久成怯。如怯证人患此，乃催命鬼也。诸漏宜医，独此不可治，治则漏管愈大，致成海底漏不救。在于未成脓时，用生甘草、熟军各三钱，酒煎空心服，一剂即愈。如成脓，以醒消丸愈之。倘患色白者，小金丹愈之。

子痈治法

如肾子做痛，而不升上者，外现红色，子痈也。迟则成功，溃烂致命。其未成脓时，用枸橘全个，川楝、秦艽、陈皮、赤芍、甘草、防风、泽泻等分钱半，一服即愈。

囊脱治法

肾囊生毒烂破，肾子落出，外用紫苏汤日洗。取紫苏叶梗为末，日敷，用青荷叶包裹。内服煎剂，黄连六分，归尾、连翘、黄芩各一钱五分，甘草、木通各一钱。

痔漏治法

痔漏即肠癖。凡人九窍中有小肉突起，即如大泽中有小山突出也，不独于肛门一处言痔，故有鼻、眼、牙痔等名。痔分五种，状亦不一：曰牡，曰牝，曰脉，曰肠，曰气。未破者曰痔，已破者曰漏。肛门边生出数疮，肿而突出，脓溃即散者，牝痔。肠门边露肉如珠，状如鼠奶，沥血流脓者，牡痔。肠口颗颗发瘤，且痛且痒，血出淋漓者，脉痔。肛门内结核有血，发寒热，登厕即脱肛者，肠痔。肛门肿痛，遇怒即发，怒息即安者，气痔。酒醉即肿痛流血者，酒痔。色痔相同。每大便有血注不止者，血痔。患外痔，用苏合油一两，猩胆、冰片各五钱，槐花粉一两研和，加入洞天嫩膏一两五钱，再研和固贮，勿使泄气，临用取涂，痛息，日涂两次，至愈乃止。内服杜痔丸：地骨皮、生地各三两，黄芩、丹皮各两半，槐花二两，甘草、焦黄柏各五钱，焦苍术二两，各研细粉，白蜜为丸，每早晚各服五钱。患内痔，候登厕翻出肛外，用温水洗净侧卧，其痔尽出，勿使收入。亦有痔自翻出，大如茶杯，形如一菌，粪从菌心而出，痛极。上面如盆，四边高，中心陷下如菌根。粪后用鲜枸杞根捣烂煎汁，热熏温洗。洗净以洞天膏摊如菜碗大，中剪一孔，以一边剪开通孔，烘熔枷于菌根，贴于粪门四边，围护好肉，诚恐上药，药汁漓于好肉耳。每取药一二分入杯，津调笔蘸，拂菌之外面四旁，日夜各拂一次。菌之中心通连粪门，大忌拂药。倘有流入，大痛难当。拂一两日，毒水流出，菌形渐缩而软。再拂一两日，渐硬而黑，菌边日有脱下。用药一钱，内再增朱砂一分，如前津调，日夜照拂，菌缩小黑硬，再拂，拂至菌根自落全愈。方药列后。

鹤膝风治法

鹤膝风之初起，膝盖骨内作痛，如风气一样，久则日肿日粗，而大腿日细者是也。因形似鹤膝而名。专治之法，取新鲜白芷，用酒煎至成膏，收贮瓷瓶。每日取膏二钱，陈酒送服，再取二三钱，涂患至消乃止。否则用阳和汤日服，外以白芥子为粉，白酒酿调涂亦消。

贴骨疽治法

贴骨疽患在环跳穴，又名缩脚疽，皮色不异，肿硬作痛者是。外用白芥子捣粉，白酒酿调涂。或以大戟、甘遂二末，白蜜调敷。内服阳和汤，每日一剂，四五服可消。消后或服子龙丸，或小金丹，以杜后患。大忌开刀，开则定成缩脚损疾。

鱼肚痈治法

患生小腿腿肚，此乃肉紧筋横，在一身用力之处，最痛难忍。外以扎药扎上，内以五通丸、醒消丸，每日早晚轮服，初起立消。切忌开刀，宜以药咬穿，庶不伤筋，而无缩脚之损。色白者应以疽治，忌用扎药。孕妇忌扎，扎则胎堕。

臁疮治法

生于小腿，男人谓之烂腿，女人谓之裙边疮。因气滞血凝，经年累月，臭烂憎人。初起或腿上搔破，或生小疮。因经热汤汤气，或食毒物，或用疮疖膏贴，烂成一孔，以乌金膏治之。乌金膏：用乌铅一斤，入砒三钱熔化，次日铅面刮下者，名金顶砒。再以铅熔，浇薄如纸片，照患孔大小剪如膏药一方，针刺二三十眼，取光面贴孔。日煎紫花地丁汤洗孔，并洗膏二次，三日内毒水流尽，色变红活，以水飞伏龙散撒上，仍用前膏贴外。戒多立、行走、房事、食毒物。凡妇人须待月信之后贴起。

驴眼治法

患生脚骨，俗呼夹棍疽。未溃色白以疽治，红肿以痈治。如烂溃日久，形如驴眼者，莫以臁疮治，当问初起红白，以疽痈别治。

牛程蹇治法

脚底皮内生一疱，痛难步履。略去老皮，以生草乌，酒磨涂上，速愈。如患生脚底之心，名涌泉疽，当别红白色治。

流火治法

患生小腿，红肿热痛，不溃不烂。世之医家，惟以刀镰血出，或以鳝鱼血涂，总无全愈之日，时常发作，复镰复涂而已。须以矿灰化于缸水内，次日水面上定结一层如薄冰者，取起，以桐油对调腻厚，每日拂上二三次，三四日全愈。后不复发。医时忌食猪肉。

医方

阳和汤

熟地黄一两　麻黄五分　鹿角胶三钱　白芥子二钱，炒研　肉桂一钱　生甘草一钱　炮姜炭五分　不用引。

此方主治骨槽风、流注、阴疽、脱骨疽、鹤膝风、乳岩、结核、石疽、贴骨疽及漫肿无头，平塌白陷，一切阴凝等证。麻黄得熟地不发表，熟地得麻黄不凝滞，神用在此。

阳和丸

肉桂一两　麻黄五钱　炮姜炭五钱

共研细末，洒水为丸。

醒消丸

乳香　没药末各一两　麝香一钱五分　雄精五钱

共研和，取黄米饭一两捣烂，入末再捣，为丸如萝卜子大，晒干忌烘。每服三钱，热陈酒送服，醉盖取汗。酒醒痈消痛息。

犀黄丸

醒消丸内，除去雄精，加犀牛黄三分。

如前法，用饭一两为丸。凡患乳岩、瘰疬、痰核、横痃、流注、肺痈、小肠痈等毒，每服三钱，热陈酒送下。患生上部临卧服，下部空心服。

小金丹

白胶香　草乌　五灵脂　地龙　木鳖各制末，一两五钱　没药　归身　乳香各净末，七钱五分　麝香三钱　墨炭一钱二分

以糯米粉一两二钱，为厚糊和入诸末，捣千捶，为丸如芡实大。此一料，约为二百五十丸，晒干忌烘。固藏，临用取一丸，布包放平石上，隔布敲细入杯内，取好酒几匙浸药，用小杯合盖，约浸一二时，以银物加研。热陈酒送服，醉盖取汗。如流注初起，及一应痰核、瘰疬、乳岩、横痃初起，服消乃止。幼孩不能服煎剂及丸子者，服之甚妙。如流注等证，成功将溃，溃久者，当以十丸作五日早晚服，服则以杜流走，患不增出。但内有五灵脂，与人参相反，不可与有参之药同日而服。墨炭系陈年锭子墨，略烧存性研用。

子龙丸

甘遂　大戟必要按法精细法制为粉　白芥子炒磨为末

各等分，炼蜜为丸。日服三次，每服淡姜汤送服三分。忌与甘草之药同日而服。

观音救苦丹

硫黄三钱　朱砂二钱

共研，入铜器熔化，离火，入麝香一钱调和。预以油纸铺地，以药浇纸上，取为米粒。遇小疖，取一粒放患顶，火点即燃，立刻烧过，膏掩，次日愈。

洞天救苦丹

取露天有子蜂窠，鼠矢尖者，青皮，楝树子，立冬后者佳，瓦上炙，存性为末。等分配准研和。每服三钱，陈酒送服，服后要隔两日再服。

大枣丸

用山羊矢晒干，入锅炒炭，存性闷熄，磨粉收藏。每遇久烂不堪，将见内腑者，以大枣去皮核，先捣烂如泥，然后入前粉，捶至成丸。每服四钱，黑枣汤送服。

回疔散

土蜂窠有子者一两　蛇蜕一条

泥裹火煅，存性为末，研和听用。

拔疔散

硇砂　白丁香　轻粉　乳香　蜈蚣各一钱　血竭　麝香各二钱　金顶砒六分

均制为末，取蟾酥一钱，酒化，和捣为丸，如芥子大，宜带长，以便插入疔孔。

夺命汤

银花　草河车　赤芍　细辛　蝉蜕　黄连　僵蚕　防风　泽兰　羌活　独活　青皮　甘草等分。

圣灵丹

真珠　西牛黄　冰片各一钱　琥珀四钱　朱砂三钱　石钟乳二钱

各制研粉，入飞面四两研和。每服取末五分，煎土茯苓汤调含，再以汤送服。服无不愈。但石钟乳、真珠、牛黄三物，价皆贵重，不可轻减分两。

三黄丸

熟大黄三两　乳香　没药末各一两　雄精五钱　麝香一钱五分　西牛黄三分

以熟大黄酒浸透，入碗隔汤蒸软捣烂，然后以乳、没、雄、麝、西五末和入，再捣千捶，为丸如梧子大，每服五钱。此丸专治悬痈、红肿热毒、疼痛大痈、杨梅广疮、结毒火毒等证。连服十次，甚险全愈。

五通丸

广木香　五灵指　麻黄　没药　乳香

各净末等分，用饭捣烂，入末再捣，为丸和梧子大。另以芎、归、赤芍、连翘、甘草等药煎汤，送丸五钱。凡大痈生于要紧穴道，将在发威之际，服此甚效。

如与三黄丸间服，更妙。

蟾酥丸

寒水石三钱　血竭　没药　胆矾　乳香　雄精　铜青　穿山甲　僵蚕　全蝎酒炒各一钱　朱砂　枯矾　皂角刺　冰片　轻粉　红砒各三分　蜈蚣去足，三钱

各制为末，用蜗牛二十一个，蟾酥三钱，酒化共捣，为丸如绿豆大，金箔为衣。每用葱白裹一丸，敲碎酒服，醉盖取汗。小疖初起，服即全消。白疽忌用。

梅花点舌丹

没药　硼砂　藤黄　熊胆　乳香　血竭　葶苈　大冰片　沉香各一钱　蟾酥　麝香各二钱　破大珠子三钱　朱砂　牛黄各二钱

各制为末，摘出蟾酥，以人乳化开，入末和捣，为五百丸，如绿豆大，金箔为衣。凡红肿痈疖初起，取一丸入葱白内打碎，酒吞，盖暖取汗三个时，毒消而愈。

紫金锭

山慈菇去皮净　文蛤去末净，各三两　麝香一两二钱　千金子去油净　大戟洗净，焙，各一两

共为细末，研极细为度，以老米糊和匀，入臼中杵千捶，成膏作锭。醋磨涂毒消痈，化服通节窍，消热痰。

胜金散

人参　三七

磨粉，米醋调涂，患消痛息。溃者干敷，立愈刀斧伤。

五音锭

雄黄　熊胆　京墨　朱砂各一钱　麝香五分　牛黄一分

先将京墨研粉，用酒少许化之，再入熊胆研腻，后入诸末，共研作锭。凡遇红肿恶毒，水磨，以新笔蘸药圈患，中空毒顶，干再圈，圈至全消。初起者，无不神效。白疽忌此。

一笔消

大黄二两　藤黄一两　明矾　蟾酥五钱　麝香　乳香　没药各二钱

用蜗牛捣烂作锭。小疖空出疖顶，取锭醋磨，新笔蘸药圈围，干再圈，圈至疖消方止。

咬头膏

铜青　松香　乳香　没药　杏仁　生木鳖粉　蓖麻仁等分　巴豆不去油，加倍

捣成膏，每两膏内加入白砒一分，再捣匀。临用取绿豆大一粒，放患顶，用膏掩，溃即揭下洗净，换膏贴。胎前产后忌用。

代刀散

皂角刺　绵黄芪各一两，炒　生甘草　乳香各末，五钱

每服三钱，酒服立溃。

扎药

萆麻仁，捣烂如泥，铺绢上，绢照患大。又取一绢盖上，然后隔绢扎上。能拔其毒，能止其痛，惟红痛非常者不得已用之。如胎前产后妇人及患色白者忌用。此即如千捶膏内有萆麻仁，鲫鱼膏有巴豆，二物提拔之力甚狠，如孕妇扎即堕胎，白疽扎则成功，惟无孕妇人及男子可扎，痛止即去。

山莲散

大活鲫鱼一尾，破腹去杂，以山羊矢塞实鱼腹放瓦上，漫火炙干，存性研末，加麝香一钱，固贮。如烂溃不堪，与内腑止隔一膜者，用此撒上，奇功立见。

象皮散

猪身前蹄扇骨，煅炭研粉十两，加入象皮，炙炭存性一两。共为极细末，凡遇烂孔如掌之大者，以此撒上。至孔收小后，用六和散敷。此药能愈刀伤、跌损出血。

六和散

海螵蛸　龙齿水飞　象皮炙存性，研极细　血竭　乳香　轻粉各等分

加研极细，或干撒，或熬鸡子油调拂。

推车散

推车虫即羌螂，炙研细末，每一钱入干姜末五分，研极细。专治多骨，用吹孔内，内有骨，次日不痛自出。吹过周时无骨出，则知内无多骨也。

五宝散

人指甲五钱，用红枣去核，逐枚包甲。以长发五钱，捆扎枣，同象皮薄片五钱，入瓦上，炭火炙熔成团，存性，取出研粉，加麝香一钱、冰片三分，固贮。生肌速效。

拔毒散

巴豆霜一钱　雄黄一钱　冰片五分　麝香一钱

共为细粉，取撒膏上贴，则拔尽毒气，使无后患。胎前产后之妇忌用。

合掌散

硫黄一两　铁锈一钱　红砒六分

共研极细如面，取葱汁调和，涂入大碗内，勿使厚薄，以碗覆于瓦上，取艾置碗下熏药，药得熏干，敲药碗，声同空碗无异为度。取药再研极细。每遇满身癞疥及肾囊痒，用药一钱，可敷数次全愈。临用以右手中指罗纹，粘满香油，再在包内粘药，涂入左手心，合掌数磨，止有药气，不见药形，将两掌擦疮。每日早晚擦两次，三日扫光，再擦三四日不发。

二美散

吴茱萸焙　硫黄等分

各研极细如面，专治脓疥杂间者。照前法蘸人手心，合掌摩擦。每日二次，愈后再擦三四日。

五美散

皮脂一两　黄丹一两，炒透　硫黄　雄精各三钱　轻粉一钱

共为极细末，入洞天嫩膏。调敷脓窠、坐板、湿毒、猢狲疳。外以绵纸掩绑，不可动揭，五日后揭下，再敷一二次全愈。如湿毒痒极，先以金银散敷上，次以前膏加敷。

金银散

硫黄二两，入铜器熔化，加银朱五钱搅和，离火倒油纸上，冷取研细，醋调敷。治恶疮极痒，如破烂烂孔痒极者，白蜜调敷。

神仙枣

红枣二斤　银花　归身各一两　甘草三钱　白僵蚕　白芷　乳香末　五倍子　黄芪各五钱

水六碗煎半，渣如前煎，共汤六碗，去渣留水煮枣。治患疮日久，体虚疮最重者，外敷内服四五日，吃完全愈。

红枣丸

白僵蚕　红枣各四两

先用水煮红枣一二滚，取枣汤洗僵蚕，弃汤。以枣去皮核捣烂，僵蚕晒干为末二两，同枣捣和，为丸四两，仍用红枣汤送服。专治疮鼓，服完全愈。

金霜散

杏仁去皮尖，三钱　雄黄钱半　轻粉一钱

研末，猪苦胆调敷，不痒恶疮。

平安饼

乌梅肉一钱　轻粉五分

研和，不见粉亮度。如硬，用津少许，不可用水，研至成膏。照患口大小，作薄饼几个，以贴毒根，外用膏掩。日易一次，俟毒根不痛，落下方止。

枯痔药

用明矾一斤、红白砒三钱，共入阳乘罐内，外围炭火，烧至矾熔有烟起，烟即砒毒，人立下风，忌闻。俟烟尽矾枯去炭，次日取出，研如细粉。每取一钱，加入飞过朱砂一分，研和听用。

退管方

黄荆条所结之子，取炙燥为末。每服五钱，黑糖拌，空心陈酒送服。专治痔漏之管，服至管自退出方止。

消管丸

苦参四两　川连二两，酒炒　当归　槐花　毕澄茄各一两　五倍五钱

各为细末。用马蹄鳖两个，约重八九两，柿饼四两，以水共煮，去鳖骨捣烂，入前末，捣和为丸。空心每服四钱，白汤送下，其管自出。

阳和解凝膏

每香油十斤，取新鲜大力子根、叶、梗三斤，活白凤仙梗四两，入油煎枯去渣。次日以川附、桂枝、大黄、当归、肉桂、官桂、草乌、地龙、僵蚕、赤芍、白芷、白蔹、白及各二两，川芎四两，续断、防风、荆芥、五灵脂、木香、香圆、陈皮各一两，再煎，药枯沥渣，隔宿油冷，见过斤两。每油一斤，加炒透黄丹七两搅和，文火漫熬，熬至滴水成珠，不粘指为度。即以湿粗纸罨火，以油锅移放冷灶上，取乳香、没药末各二两，苏合油四两，麝香一两，研细入膏搅和。半月后，摊贴一应烂溃阴疽，冻疮贴一夜全消，溃者三张全愈。疟疾贴背心。

洞天鲜草膏

先用壮年头发一斤，菜油三斤，入锅熬发枯浮，去渣听用。以活牛蒡、甘菊、苍耳根叶、金银藤、马鞭草、仙人对坐草，各鲜草一斤，入菜油十斤，熬至

草枯沥出，再以白芷、甘草、五灵指、当归各半斤，入锅熬至药枯出渣。俟油冷，将前头发熬过之油并入，共见过斤两。每油一斤，用当日炒透黄丹七两，入于油内搅匀再熬，熬至滴水成珠，以两指取膏为丸，而丸不粘指为度。离火俟退火气，以油纸摊膏。用贴一应热毒疮疖。如做嫩膏者，每斤油内入黄丹四两熬黑，收起听用。

白玉夹纸膏

麻油四两，熬至滴水成珠为度，离火，加制松香五钱，白蜡、黄蜡各二钱半，再熬去烟沫，用绢沥清。一加轻粉一两，二加冰片三分，三加麝香三分，随搅随加，加搅匀极，增鸡子白一个，再搅匀。贮瓷瓶，以蜡封口听用。如贮两月，则药干无用。专治夹棍杖伤，及刀斧枪棍伤损，为效甚速。用油纸校伤处长阔一倍，以膏摊一面，余一面刺眼，折来盖膏。以有眼一面向贴患处，用绢布绑缚。

化核膏

菜油四斤　壁虎十四条　蜘蛛二十八个　蜗牛三十六枚

入锅熬至枯浮油面，取出。再入各新鲜首乌藤叶、甘菊根、薄荷、牛蒡、苍耳等草各半斤，武火熬至草枯，出渣。俟油冷，再入连翘、元参、苦参、白蔹、白芥子、僵蚕、水红子仁各捣碎，大黄、荆芥、防风各四两，浸一宿，熬至黑枯，以油沥清，见过斤两，加制木鳖油半斤，配炒黄丹慢入慢搅，搅匀。文火再熬，熬至滴水成珠，膏不粘指为度。再加入丁香油、麝香各二钱、苏合油一两，搅匀，退火摊贴。凡瘰疬、结核、恶核，此膏贴即暗消。但毒根不除，必以子龙丸日服三次，外用膏贴，方可除根，以杜后发。

白花膏

香油一斤，青槐枝百段，陆续入油熬枯，油至滴水不散，取出枯枝，入黄蜡两半，铅粉两半，离火温时，再下制净乳香、儿茶、没药、白花蛇各三钱，樟脑一两，麝香一钱，同油搅匀成膏，浸水内一宿。专治痒极见骨者。

紫微膏

香油四两、烛油两半、黄蜡两半，熬至滴水不散，入炒铅粉三两，轻粉、乳香、阿魏、白蜡、没药各五钱，儿茶六钱，雄黄、龙骨、真珠各五钱，搅匀远火，入麝香五钱，成膏听用。生肌收口。

麝苏膏

麝香　五灵脂　没药　雄黄　乳香各一两　蟾酥五钱　苏合香油二两　洞天嫩膏八两

共搅匀，入瓷瓶固藏。遇大痈，空出患顶，取此涂围。如干，以鸡毛粘酒，拂上神效。内服醒消丸，立愈。

聤耳散

凡耳内有脓作痛，取新鲜白鲞鱼脑中枕骨，入火烧红，取出，俟冷。每两加冰片一钱，共研，用绵花卷干耳脓，吹药二三次即愈。

消管方

皂角刺尖、柘树膜炙净末各五钱，红腹金钱鳖炙净末三钱，榆面、真蟾酥各一钱，和入，加工研细，固藏听用。每遇漏管，先以猪鬃探通，料其浅深，然后以绵纸卷药为条塞入。日易日塞，至愈乃止。

癣酒方

用本地白槿皮　南星　槟榔各一两　樟脑　生木鳖各五钱　斑蝥三十个　蟾酥三钱

共浸滴花烧酒一斤内听用。遇癣，三日一剃一拂，至愈乃止。

鲜角膏方

五月初旬，取新鲜皂角刺数斤，捣烂，水煮浓汁，沥出。易水再煮二三度，出渣，以汁共归一锅，漫火煎至成膏。如治横痃，每日取二钱，同糯米煮粥，日食而愈。如治顽癣，用皂角刺醋熬成膏，剃发后涂敷，日剃日敷。毒水尽，再敷数次，全愈。

喉证方

苏子　前胡　赤芍各二钱　甘草　桔梗各二钱　元参　连翘　浙贝各一钱半

治风火喉闭，锁喉风。

实火用川连一钱，桔梗、牛蒡、元参、赤芍、荆芥各一钱半，连翘、黄芩、花粉、射干各钱半，防风一钱。

连翘、黄芩、防风、荆芥、射干各一钱，银花钱半，薄荷八分，川连、甘草各五分。

壁钱散

六七月，取有子壁钱七个，老蟢子两个，发扎好。用明矾七分熔化，以扎好之壁钱入熔矾粘足，灯火炙透，研粉。凡热痛喉证，用吹最好。

真珠散

硼砂　雄精　川连　儿茶　人中白　冰片　薄荷　黄蘖各等分　大破珠减半

各为极细末。治牙疳，牙根红肿，口喉刀点，以散吹。

赤霜散

红枣一枚去核，入红砒如黄豆一粒，扎好，瓦上炭炙，至枣炭上起白色烟尽为度，盖熄俟冷，加入冰片一分，研。专治走马牙疳，延肿穿腮，危险不堪之证，吹之效速如神。久烂之孔，生肌亦速。

又方

白马前蹄修下脚皮，炭炙存性为末，入冰片少许，吹患处立愈。

南星散

南星一枚挖空，入雄黄一块，麦面包裹火烧，俟雄熔，以杯合定，远火俟冷，去面研末，加麝香。专治牙蛀，因患骨槽风，以致牙蚀透骨穿腮，拂之数日愈。

骨鲠方

缩砂　草果　威灵仙

清水沙糖共煎。连服三四碗，骨化为涎。

刻欢丸　又名过街笑

蟾酥一钱，陈酒化透，入五灵脂、麝香各一钱，研和为丸二百粒。新零绸包，丝线扎，固藏瓷瓶。每取一丸，咬于痛牙，丸化全愈。

固齿散

取老鼠头骨牙，同盐煅存性，研细。以擦动牙，牙即收上不摇。

取齿丹

活鲫鱼一条，每重十两，以白砒一钱入腹，放无风、无猫犬处七日，鱼身发白毛，用鸡毛拂下，以少许膏药收之。每遇病牙，取些些膏药贴齿，片刻牙即落下。

舌上出血或鼻衄方

茅柴根　车前子　血余

三物为末，吹擦即止。以煎服治溺血。鼻衄，龙骨末吹入，立止。

小儿口疳方

生香附、生半夏等分为末，鸡子白调作如饼。贴男左女右涌泉穴，一周时愈。如小儿口内生毒块，不能食乳，俗名螳螂子，用生地酒浸捣烂，涂男左女右脚心，自愈。

口舌药方

荆芥　栀子仁　黄连　黄芩　连翘　大力子　薄荷　通草各一钱　灯心一撮　甘草四分　蒲黄一钱

为末，擦上即愈。

又天门冬、麦门冬去心，元参等分，为丸弹子大，日取一丸噙化。又舌硬生衣，用犀黄、朱砂各一分，元精石二两，研末。刺出舌尖黑紫血，用药撒上，须臾舌软。

杨梅疮敷药

人指甲、头发，瓦上炙存性，研粉。每一两加麝香一钱，再研和，日敷。

千金内托散

人参　黄芪　防风　官桂　白芷　厚朴　川芎　桔梗　甘草

不用引。

二陈汤

橘红五钱　半夏二钱　茯苓一钱　甘草　加白芥子二钱，炒研

四物保元汤

川芎　当归　白芍　熟地　人参　黄芪　炙草

又保元汤

肉桂　生黄芪　生甘草

加味四物汤

川芎　当归　白芍　熟地黄　生甘草　炒白芷　茯苓　五味子　人参　肉桂

十全大补汤

人参　白术漂净土炒焦　茯苓　炙甘草　熟地　白芍　川芎　当归　黄芪　肉桂

六味地黄汤

熟地　山药　泽泻　山萸肉　茯苓　丹皮

龙胆泻肝肠

龙胆草　当归尾各二钱　银花　花粉　黄芩　连翘各钱半　知母　甘草　丹皮　防风　木通各一钱

败毒汤

连翘　赤芍　银花　归尾　黄芩　花粉各二钱　甘草节一钱

煎汤送醒消丸。唯疔毒忌酒，此外药内不可缺。酒、水各一碗，煎半服。小孩减半，煎化丸服。

杂证

外科之治法并药方，业已和盘托出。尚有杂证，亦药到病疗，万无一失者，尽录于下。

调经种子方

当归身　川芎　吴茱萸各一钱　熟地　香附各一钱五分　白芍　茯苓　丹皮各八分　延胡索　广陈皮各七分

若经水先期者，必色紫，加条芩八分。过期者，必色淡，加官桂、干姜、熟艾各五分。不论先期落后，每服加生姜三片，水一碗半，煎八分。俟经水至日，空心服，起渣再煎，临卧服。一日一剂，服至经止两三日，交接即孕。经期准而不孕者，照后方服四剂，下期再服而孕。

续断　沙参　杜仲　当归　益母各二钱　川芎一钱　砂仁炒研五分　香附二钱　橘红一钱　红花三分

凡痛经不受胎者，取丹参晒干磨粉，日以二钱，温陈酒送服。两月内即孕。无有不灵。

求嗣得嗣法

昔褚澄言：男精泄于先，而女精后至，则阴裹阳，主男孕；如女精泄于先，而男精后至，则阳裹阴，主女孕。又言：月信初尽，其浊气未清，而交接即女。务待经止两足日，则女体虚，而浊气尽，再男人保养月余，阳胜于阴，定成男孕。又论子宫左右，如男精泄于妇人之左，生男；右则生女。此男清女浊，男左女右，阳壮阴衰之至论也。凡疾风暴雨，或醉饱，或服春药而受胎者，多夭。必俟天气清明，日暖风和，明星朗月而受胎者，多富贵。傥时令不正，或迷雾气怒而受胎者，多愚蠢贫贱。或雷电之后而受胎者，定生怪状一物。凡求嗣者须知。

黎洞丸

牛黄　冰片各二钱　阿魏　雄黄各一两　大黄　乳香　没药　儿茶　天竺黄　参三七　血竭各二两　山羊血五钱

前药各为末，取山羊血拌，晒干，再磨为末，加藤黄二两，隔汤煮十余滚，去净浮腻，入末为丸如芡实大。傥药干，少加熟蜜可也。丸宜阴干，以黄蜡包裹珍藏。临用破蜡壳取丸，陈酒化服。专治肿毒、跌打危重之证，内服外敷皆效。

祛风逐湿散

番木鳖　甲尾各精制净末，二两　川附一两

共为末。专治手足不仁，骨骱麻木，每服七分，用好陈酒，五鼓送下，醉盖取汗。服至痛处更痛，麻处更麻，头眩背汗，昏沉四五刻即定，定则全愈。如服后不觉痛麻，必要日服，至知觉方止。

化痞膏

凡患痞癖之处，肌肤定无毫毛，须看准以笔圈记。用香油一斤，密陀僧六两，阿魏五钱，羌活一两，水红花子、麝香各三钱，熬膏退火摊贴近起一膏可消，年久两张而愈。内服克坚酒：用水红花子研末三钱，浸火酒二斤。时刻呷，至愈乃止。

三日大疟方

疟末至之先，用阳和解凝膏，布摊贴背心。用常山、云苓、官桂、甘草、槟榔各三钱，小黑豆四十九粒，酒、水各二碗，煎至二碗，当晚先服一碗，盖暖而睡。留一碗，次日约疟至两个时前顿热服。盖暖卧，待疟至。疟至亦轻，亦有当日而愈。愈后忌房事，戒食生冷，劳碌风霜，忌食鸡、羊、牛肉、鸡子、鸭卵、白扁豆半月。永截不发。

愈疮枣

红枣三斤，猪板油一斤，陈酒三斤，共入沙锅内煮干，加水三斤，煮至一半，不时取食，食完疮愈。如暑天，分作五六次煮食。

黄疸立效方

凡患黄疸者，眼白黄，小便赤，身体软倦，取黄豆生嚼不恶心者是。用苍耳子、薄荷、木通、绵茵陈各三钱，要用无毫水之陈酒一斤，煎一碗，冲炒砂仁末三钱服。小便赤如血者，加川连一钱同煎，屡用愈人。有曰瘫痪、黄疸皆湿证，应忌酒，殊不知酒本湿也，今做缉湿捕，善识湿穴，领药战湿，非酒不可。如经滴水不效者，何也？酒被水解，捕犹贼阻也。

红白痢及休息痢方

凡痢不拘红白，忌服川连，服则倒胃不生。腹痛而痢者，后方一服立愈，倘增减定不效。车前草炒研二钱，槟榔、厚朴、山楂、陈皮、滑石、甘草各一钱，红菊三钱炒，泽泻、枳实各一钱，灯心一撮，同煎。另以木香六分酒磨，冲药而服。有等腹不作痛，惟痢脓血，兼流黄浆，此系平素爱食冷茶水酒，乃滑肠休息痢，积湿之证。取活鳝鱼去肠杂切段，放瓦上炙炭研粉。每服三钱，黄糖拌，热陈酒送下，数服全愈。不拘老幼，滑肠久痢者神效。忌食水果、水酒、生冷、海参、海蛇等性寒之菜。

痴癫证方

凡患痴癫，或羊头风等证，缘心窍中痰迷所致。取橄榄十斤敲损，入沙锅煮数滚，去核，入石臼捣烂，仍入原汤煎腻出汁，易水再煎，煎至无味去渣，以汁共归一锅，煎浓成膏，用白明矾八钱，研粉入膏搅和。每日早晚各取膏三钱，开水送服。或初起轻者，取橄榄咬损一头，蘸矾末入口嚼咽，橄榄之味更美，至愈乃止。

吐血立愈方

凡吐血多者，觅三四两重大当归一只，全用切细，取好陈酒一斤，漫火煎至一满碗，顿于锅中，以温为妙。候将要吐尚未吐，口中有血含住，取药一口，连血咽下。即此一剂而愈，后不再发。每有医家阻云：吐血尚要戒酒，岂可酒煮当归而服？服则血喷不止，如之何？殊不知当归二字之解，当者当其时，归者引血归经也，全用定血。此方乃余家世传，活人多多，从无一误。

痰中有血方

活雄鸭一百只，每日清晨空腹时，以一只杀血碗内，即取呷咽，忌加盐。百日而食百鸭之血，不可隔断，食完全愈。

溺血头痛如裂方

当归一两，酒一升，煎成一碗，一服即愈。

遍身疼痛方

当归　肉桂　延胡索　天麻

等分为末，酒送，五服愈。

手足骨骱疼痛方

熟地四两捣烂，浸入滴花烧酒二斤，隔汤顿热，以竹箸搅匀，候冷。随量日饮至愈，取所浸熟地过酒。

箭风痛方

延胡索　桂心　五灵脂　木香　白芷　防风各一钱

酒煎，食远服，三日三服愈。

雷头风方

诸药不愈之证，惟用山羊矢，炒炭研粉，酒送二钱，立效。

偏正头风方

白芷三钱，天麻一钱，磨细，防风、荆芥钱半，煎水冲服。

痞膨食积方

鸡里金三十个，忌经水，瓦上炙无臭气，成炭存性，磨粉，车前子四两，炒磨粉，二物和匀，以米糖熔化与食，食完全愈。忌食炒豆、熬油、结硬等物。迟治伤目。

又方

田鸡，白水煮熟，姜末少许淡食，至愈乃止。

闪颈促腰方

硼砂研粉，以骨簪蘸津粘粉，点两目，泪出稍松，连点三次，立时全愈。

赤眼淹缠方

杜仲、厚朴、桑白皮、槟榔各一钱，取雄鸡肺一个，忌经水，去红筋，入白酒酿六两，隔汤顿熟去渣。以汤肺食下，隔两日再服，三次全愈。

胃脘痛方

活乳汁草，即蒲公英，放瓦上炙枯黑存性，研末，每服五分，烧酒调丸口含，再以烧酒送咽，痛息，接服五日全愈。戒食生冷。

又方

红坊内好红花四分，枣头十枚，水二碗，煎至枣熟去花，食汤枣。连服二十日，永远除根。

梦遗方

六味地黄汤，减去泽泻，增龙骨三钱，生研水飞，莲须一两，芡实二两，线胶四两，用牡蛎熟粉，炒胶成珠，去蛎磨粉，同前药蜜丸。每日早晚，各取四钱，鹿含草煎汤送服。

白浊方

牛舌头草根，即野甜菜，又名秃菜根，近水池处最多。煎汤当茶饮，或以汤煮粥吃，至愈乃止。

咳嗽神效方

杏仁一两，泡去皮尖，内有双仁者弃之。买新乳钵，新研捶，将杏仁捣烂如泥，分为三服，每内加冰糖三钱，共入盖碗，用泉水煎滚冲入，盖片刻俟温，连杏仁末服下。早晚各一次，三服而愈。如以杏仁同煎无效。

天丝入目方

捉肥虱二十余，将虱用针戳破，令人仰卧，捏虱血滴入眼内，少刻天丝灰抱虱血而出。

尘屑入目方

吐津于石砚上，以人指甲磨浓汁，用骨簪蘸点眼内，不一刻一抹而出。

跌打骨断方

绿矾一斤煎汤，粗纸浸透裹伤处。手执灯心燃火，不住纸上炙，纸温即易，火熄换燃再炙。二者相际效速。断骨处用竹片绑扎，七日全愈。

冷哮方

淡豆一两　白砒一钱

皆为末，用饭三钱研烂，入末为丸，如萝卜子大。每取七粒，白汤送下。童子服，可除根。有年者经寒即发，服可把定不哮。

肠红方

取花椒子炒，磨粉。每服三钱，用黄糖拌白汤送下，服至愈止。

胃寒呕吐黄水方

生姜一斤，捣取汁碗许，入广胶、乳香、没药末各五钱，同煎胶化，离火。取药摊作三四大膏，令贴胃脘痛处，以绢绑缚三个时，然后取周岁孩鞋两只，炉上烘极热轮熨，熨至膏硬，再易膏贴，再绑三时，熨，至愈而止。后服熨胃丸。

厚朴三斤切片，姜二斤，姜带原皮，五升水煮，去姜留朴焙干，生甘草二两，干姜四两，依前再煮，煮干，去草留姜、朴炒燥，共为细粉。黑枣姜汤煮，取枣捣为丸，晒干服。

翻胃初起方

陈皮土炒黄，皮起疱为粉，每空心服三钱。

乌沙胀方

丁香、雄精、苍术、朱砂各等分为末，取蟾酥亦等分切片，酒浸研浆，和前末捣为丸，如芥子细，晒干藏贮。每取七粒，温茶送咽立苏。

水泻立愈方

焦白术　苍术各二钱　山楂　厚朴　广陈皮土炒黄脆，各一钱　车前二钱

焙捣同煎。

大麻风方

用粗如酒杯之蛇一条，竹刀破腹去杂，切寸段。取瓦放于炭火上，以蛇段竖放瓦上，蛇段跌倒者，无毒，弃之；其不倒者，有毒，用炙存性磨粉，拌入饭内。觅通身白毛鸭一只与食，次日鸭毛尽脱，杀鸭，石锅内煮烂，匀作四五日食。凡食鸭第一顿，其肿者更肿，第二三顿收小，食完而愈。溃烂不堪及初起未烂者，治法同效。

狗咬方

番木鳖切片，瓦上炙炭存性，研末撒上，二三日可以收功。如烂溃日久者，半月收功。

小儿冷疳方

小儿面黄腹大，名曰冷疳。证多不泻，食多吐。用丁香七枚研末，乳蒸三四次，姜汤顿服。若吐泻相兼者，橘红等分，蜜丸如黄豆大，米汤下。不泻仅吐者，半夏姜汤浸煮，晒干磨粉，对丁香、橘红末，姜汁糊丸。姜汤送下，吐立止。

小儿虫证方

槟榔六两，黑牵牛仁二两，白牵牛仁二两，为末，用乌梅两枚，花椒三十粒，煮汤吞服二钱。如肠鸣久泻，用青皮、楝树根肉，蒸透晒干再蒸，白糖拌，每服一钱。

夜啼儿方

因穿盖过暖，并父母同床，热极所致。谚云：若要小儿安，常带三分饥与寒。取鸡矢涂儿脐中，男雌女雄最妙。或用真犀黄、飞朱砂各五厘，研和，涂舌上立止。

砂雪丸

急慢惊风，用青蒿节间虫，状如小蚕，七月内有，久亦成蛾。将虫七个，捣和朱砂、轻粉各五分，丸粟粒大，一岁一丸，乳汁调服。诗云：一半朱砂一半雪，其功全在青蒿节；任教死去也还魂，服时须用亲娘血。

哑惊丹方

天竺黄二钱　麝香　犀黄各四分　雄黄一钱　琥珀六分　僵蚕一钱　陈胆星四钱

各为末，用甘草、钩藤钩煎膏为丸，朱砂一钱为衣，外加赤金，每料匀作四十丸。每服研一丸，用灯心炭四钱，薄荷汤送下，神效。

又方

用大蜘蛛一个，炙粉，调猪乳灌之，立刻音出。

小儿目疾方

黄连一钱，人乳调涂涌泉穴，男左女右，红赤自无。

又方

痘后眼内有星翳，取杭州胭脂泡水，铺纸水上。以新笔在纸上蘸水，一日拂三次，三日愈。迟治带疾。

小便闭方

此证乃气闭，非大小便不分也。往往医家用泽泻、木通、车前、猪苓等药，全无一效。以归身一两，川芎五钱，柴胡、升麻各二钱半，水二碗，煎八分，一服即通。曾救多人，或孕妇及老年之人，加人参一钱。

老年便燥方

老年人或患痈毒，大便燥结。取杏仁、松子仁、大麻子仁、柏子仁各三钱，捣烂滚水冲，盖片刻，当茶，即便。如热甚者，加甘蔗汁半杯冲服。

小儿浮肿方

一童十一岁，手足臂腿及指头面，遍身浮肿，数日后，日增沉重，以致气喘不能眠。一客令觅黄皮柑子一枚，同酒酿二斤，煎至将干，去柑内核，取柑连酒酿食。食二次全愈。

制药

用药如用兵也，兵有勇猛，药有燥烈。烈药经制则纯，勇兵经练则精，兵精破贼不难，烈药治病易愈。苟炮制不妥，犹勇兵之武艺未备也。今人不精于制，而视性之烈燥者，畏如蛇蝎。诿之曰：一效难求。余初读药性，继攻炮制，然药之性，古今之议未远；炮制之法，却有不同。余留心四十余年，深得制度烈药之法，用之功灵效速，万无一失。方悉烈药之力如勇兵，制药犹如演武也。因古书独于烈药之处未详，是以录登是集，为炮制之补遗云尔。

铜青

酸平微毒。治恶疮疳疮，杀虫，吐风痰。

铅粉

酸冷无毒。消中风痰，止惊吐逆。

黄丹

临用炒紫色，筛入膏内。生肌疗湿，杀疥癣虫。

密陀僧

研，水浸煮，澄去水，日干入膏。消痞杀虫。

铁锈

杀疥虫。

丹砂

研粉水飞。养神安魄，除中恶腹痛，惊痫胎毒。

水银

应依方制用，有微毒。治恶疮白秃，下死胎。

轻粉

有毒。除烂孔毒根，惊痫瘙痒，恶疮癞癣。

银朱

有微毒。疗疥癣，杀虫止痒，杀虱。

雄黄

名腰黄，透明者佳，水飞。治恶疮死肌，消痈毒，化腹中瘀血。

滑石

丹皮对分煮透，取石研水飞。通九窍，利六腑，生津液，分水道，行积滞，逐凝血，降心火，解暑热。

砒石

经制无毒，不伤人畜。同铅入器内，砒放铅底，火熔烟尽为度，铅上刮下者，名金顶砒。取香油一两，生砒一钱研，入油煎，沫尽烟绝；擦鹅掌风。取红枣去核，以砒代核，发扎，入炭火煅至烟尽，取研细粉，名赤霜；治走马牙疳，久溃不敛者，撒上数次收功。生者可疗冷哮，不伤人畜。

元精石

咸温无毒。治小儿惊痫、硬舌。

寒水石

性寒，火煅用。治潮热、中暑、牙疼。

硼砂

性暖止嗽，疗喉去翳，口齿诸疮。津蘸点目，立愈闪颈促腰。

硫黄

敲细粒，以萝卜捣烂绞汁煮，再换紫背浮萍汤煮，再煎角刺汤飞过，去尽毒臭，日干研粉，色白。取猪脏淡煮烂熟，每日早晚各取一段，蘸粉分余食，治久痢滑泻、命门不足虚损泄精，壮阳道，补筋骨，杀脏虫，长肌肉，治阴蚀。生用杀疮虫，愈瘟鸡。

白矾

透明者佳。蚀恶肉，固齿，以橄榄蘸食味佳。愈癫证，解肠中毒，治痈痔顽痰。

绿矾

即皂矾。疗疳黄胖，燥脾湿化痰。

伏龙肝

即灶心土，再烧红研，水飞日干，乳调。立疗汤火烂孔。

甘草

切三寸一段，水浸透，放炭火铁筛漫炙，炙至汁将出，即取离火，暂冷再炙，炙至草熟，去皮切片。熟者健脾和中，甘平之品，乃九土之精。生者化百毒，和药性，润肺，解疮疽胎毒，利咽喉。

黄芪

去心，蜜水润炙。如入补肾药，以盐水润炙，切片。炙为补气药，生有托毒功。

人参

补气，独入肺经。肺生诸气，盖肺旺则四脏皆旺，精自生而形自盛。补中益气，一切虚证。

沙参

清肺火，益心。治久嗽肺痿，消痈排脓。

桔梗

去头、枝、浮皮，泔水浸一宿，切片微炒。职称肺经，消痰理咳，清上焦热。治咽喉，排脓，口鼻诸证。

知母

去尾切片。上行酒润焙，下行盐水润焙，泻有余之相火，多服令人泄。

白术

浸一宿，切片，土拌，蒸透，去土勿炒。于术浸刮，饭上蒸晒如枣黑，黄土炒。于术功胜白术，乃中宫和气补脾之药。

苍术

泔水浸，去粗皮，切片，日干，土炒炭。治脾胃寒湿，消痰逐水，不伏水土，止泻痢霍乱。久服延年。

元参

蒸晒，忌铜器。消痈，滋阴降火，利咽喉，通小便。

地榆

水洗去骨，切晒磨粉。愈恶肉、汤火、脓血、犬伤。

丹参

色赤，酒润炒，血分药也。补心血，养神志，生新血，安生胎，落死胎，为胎前产后要药。每晚酒送末二钱，连服四十日，可疗痛经，即孕。

白及

疗疮，嚼涂手足燥裂。

三七

止血定痛，痈肿蛇伤。

黄连

大寒，治实火。凡痢疾、目疾，非实火误服致命。为倒胃之药，唯惊能疗。解巴豆、轻粉之毒。胡黄连性同。

黄芩

苦寒。风痰，骨蒸，喉胆，痈毒，养阴退阳。

秦艽

去毛浸一宿，晒干切片。搜肝胆伏风，养血荣筋，理肢节瘘麻不遂。大便滑泄者忌用。

天麻

酒浸透，以粗纸粘余酒裹煨，切片焙用。治风湿四肢拘挛，助阳，通血脉，利腰膝，强筋，头风、眩晕。

柴胡

去皮切，忌经火，苦寒。行两胁，入胆经，畅气血，肩背痛，银柴胡亦同，劳羸者尤宜。根上升，梢下行。

前胡

去净皮须，入竹沥内浸润，日干切用。微寒。肝胆中风痰，非此不疗。柴胡主升，前胡主降。散风祛热，消痰下气，开胃化食，止呕喘嗽，安胎，治小儿夜啼。

防风

甘温，走膀胱。泻肺实火，头风眼泪，祛湿。而黄芪得之，其功愈大，乃相畏而相使也。

独活　羌活

去皮焙用。治一切痈风，散痈毒恶血，肾间邪风。

升麻

内白外黑者佳。治脱肛遗浊，小便闭塞，用此提气。下元虚者忌用。

苦参

泔水浸蒸，切晒干。主风热虫证，肠风，血精下痢，治大麻风。虚弱忌服。

延胡索

破血利气，通经止痛。

红花

酒洗焙。少用通经活血，多用破血，去瘀血。

水红花子

研损用。克坚、消痞、痰积、恶滞。

贝母

去心，糯米炒黄。治肺家燥痰，敷恶疮。浙贝，去心炒，专消痈疽毒痰。

茅根

甘寒入胃。治内热烦渴，利小便，止喘，黄疸。

龙胆草

去头须切细，甘草汤拌晒，味涩大寒。相火寄在肝胆，泻肝胆膀胱之热火，疗咽喉。

细辛

去头爪，水浸一宿，切晒。治牙疼头风，通疗窍。

当归

酒浸晒干切用。上部用头，中部用身，下部用梢。头身活血，梢破血，全用定血，引血归经。除头痛，和血补血，润肠胃、筋骨、皮肤，排脓止痛。

芎䓖

不油者佳。忌独用。主一身气血，开郁，去瘀血，调经种子，排脓生肌，头风，目泪多涕，去湿。

白芷

水浸去灰，切炒。消痈蚀脓，头风中风，解砒毒。

白芍

外科用酒炒。固腠收敛。

赤芍

消痈肿，破坚积恶血，下气，生肌，止痛。

丹皮

酒拌蒸。产后要药。治骨蒸，面裹煨热，厚大肠。

木香

下降。疗肿毒，止吐痢，消积，止腹痛，统理气分。

高良姜

土炒。疗寒邪痞癖，瘴疟宿积。

缩砂仁

顺气，开郁结，炒研，安胎。产后停恶露，小腹作痛，生研六钱，滚水冲盖温服，立疗。

香附

去皮，童便浸，水洗晒捣，醋盐水拌炒。解郁，消痈、积聚、痰饮，调经。

藿香

治肿毒，去恶气，止霍乱。温中，快气，吐逆。

泽兰

治痈疔，通九窍，利关节，破宿血，生肌，利小肠。

荆芥

散风热，清头目风，利咽喉、疮肿、贼风。

薄荷

治贼风，发汗，利咽喉口齿，瘰疬，结核。

紫苏

叶发汗，梗安胎，子消痰喘。叶、梗为末，治囊脱。

白甘菊

治目风热。梗、枝、叶解痈疔毒，煎汤洗结毒。

陈艾

用粉糊浆透，日干，杵去粉并叶屑则成白绒，谓之熟艾。调经。加硫黄少许作团，灸百病。

茵陈

治黄疸湿热，通关节，去滞热，利小便。

青蒿

七月中节内生红，取出，共轻粉、朱砂和入，捣为丸如粟米大，每丸裹以金薄。每岁一粒，乳汁送服。疗治急慢惊风。

夏枯草

性寒。以治瘰疬，从无一效。久服，则成痨瘵。

牛蒡子

酒拌，焙干，研损。达肺利咽，消痘疹毒。根、茎、叶苦寒无毒。混名气杀医生草。生捣，涂消一切痈毒，涂软一切坚肛。入烂孔，拔毒生肌。入膏煎贴痈疖，煎汤洗杨梅等毒。

续断

酒浸炒。性微温，入肝家。续筋骨，助血气，消血结。胎产跌扑，行血止血。

苍耳子

去毛敲损，治黄疸脾湿。

益母草

女科诸证皆良。活血破血，调经止痛，下水消肿。

麻黄

连根发表，用梗不表。甘温。开腠里凝滞闭塞。

灯心

利小便，清心火。取活竹一段，两头留节，中开一眼，以心塞实，外以原刻下竹仍填原眼，外加泥裹。入糠火内，煨至竹成一炭，取出去泥，俟冷。去竹炭，内是灯心炭也。治骨鲠，敷阴疳。入护心散。

地黄

生用性寒，凉血滋阴解热。水煮至中心透黑，然后每斤入滚陈酒半斤，炒砂仁末一钱，再煮至汁尽，沥起晒干。仍入收尽原汁，再晒干，忌金铁器。补阴，壮真气，生肌填髓。同肉桂引火归元，疗阴分虚亏。

牛膝

酒拌蒸则补，生用下行补肾，强四肢腰膝，茎痛。

麦门冬

去心，酒浸则补，汤泡则微寒。祛热毒，浮肿，泄肺中伏火。安脏心腹。

淡竹叶

解烦热，利窍。治中风，口疮目痛，胸痰热毒。药店有卖。叶如竹叶甚薄，梗如柴心甚细，七寸长者是。今医家以开绿花草误用，可叹。

蜀葵

根，水煎服，可愈白带。花一两捣烂，麝香五分，水一大碗煎服，可愈二便闭。无花时，根亦可。子，催生落胎。花，末，酒服，可下横生倒产。

车前子

酒拌炒，研损。分理阴阳，利小便，止暑湿泻痢，益精，养肝肺，强阴，止痛。

马鞭草

苦，微寒。熬膏，空心酒服半杯，治癥瘕，杀虫。通经活血，涂痈疖。煎汤熏洗阴肿，洗杨梅恶毒。

连翘

泻心火，脾胃湿热，结热肿毒，心家客热，通经。

紫花地丁

疗痈疔，软坚肛。稻麦芒粘咽喉，嚼烂咽下即安。

大黄

每斤用陈酒五斤，煮烂日干，名熟军。治燥结热毒，清实火，下宿积，化停食。生熟功同，熟者纯。

商陆

有毒，忌铁器。捣敷石疽，消溺哽，通二便。疏泄水肿，有排山倒岳之力。腰、腹、背忌敷贴。

大戟

苦，寒，有毒。去附枝，水煮透，去骨切晒，消颈腋痰块癥结，下痞堕胎，治鼓胀，利二便。

甘遂

每斤用甘草四两，煎汤浸三日。汤黑去汤，河水淘洗，取清水日淘日浸，每日换水数次。三日后去心再淘，浸四五日。取一撮入白瓷盆内隔一宿，次日盆中水无异色乃妥。再淘三四次，沥干，以面裹如团，入糠火煨，煨至面团四面皆黄，内药熟透，取出晒干，入锅炒透，磨粉。其苦寒之毒，经制则净，不苦而甜，不寒而温，专消坚结痰块毒核。

蓖麻子

辛热有毒，研粉去净油方妥。拔毒。孕妇忌用。

常山

生用损神丧气。切薄片晒干，每一斤用陈酒对浸，浸透，取沥，晒干，收尽斤酒，晒透，炒至焦脆。疟痰非此不消。爱甘草，对分截疟圣药。

川附子

昔产深山有毒，今民家栽种无毒。用水浸一二宿，日易水，浸去咸，面裹火煨，切片日干。补肾肝阴虚，治中风瘫痪、阴阳疝气。

川乌

功同附子，性缓助阳。补命门不足，破积冷痢。

草乌

有烈毒。去皮取白肉，每斤用绿豆半升同煮。豆开花，去豆。取乌切晒，磨粉。治风痰，手足拘挛，逐凝结，追筋络寒痰，开腠里，以黑皮炙研，醋调，治蛀发癣。

半夏

选肥者，生姜、明矾汤浸透，煮透，切片日干。消痰堕胎。生研细末，立疗刀斧跌破，止血。

蚤休

即紫河车草。去皮毛，切焙，微寒。治乳痈疔毒。

五味子

盐水拌蒸。滋肾水不足，强阴固精，主收敛。

黑白牵牛仁

酒拌晒。除湿热壅结，通大肠闭，杀虫，祛积。

番木鳖

水浸半月，入锅煮数滚，再浸热汤中数日。刮去皮心，入香油锅中，煮至油沫尽，再煮百滚，透心黑脆，以铁丝筛捞出，即入当日炒透土基细粉内拌，拌至土粉有油气，入粗筛，筛去油土。再换炒红土粉拌一时，再筛去土。如此三次，油净。以木鳖同细土，锅内再炒，入盆中拌，罨一夜，取鳖去土，磨粉入药，独有木鳖之功，而无一毫之害。能搜筋骨入骱之风湿，祛皮里膜外凝结之痰毒。煎木鳖之油，俟熬化核膏入用。

天花粉

治痼热，唇干口燥，愈热痈排脓。

天门冬

去心酒润。治阳物不起，润五脏咳嗽，消痰降火。去风热，烦闷中风。

土茯苓

清热，泄泻，骨蒸，利关节。若云治杨梅毒，谎语也，未见用愈一人。

白蔹

苦平，无毒。生肌止痛，解狼毒、虫毒。

木通

微寒。开未开之月经，通闭塞之经水。和血脉，利小便，清伏热，散痈肿，下乳。

防己

寒，酒润。治膀胱蓄热，利二便，疗下部红痈。

金银花

消痈毒。取活藤煎膏，以花拌入收晒。其解毒之功，胜花百倍。暑天日取钱许，滚汤冲，当茶。

藤黄

酸涩，有毒。蛀齿点之便落。忌吃烟。

泽泻

通利小便，走肾膀胱。有泄浊者，忌用。

海藻　昆布

性寒。称治瘰疬圣药却谬，当禁用。

仙人对坐草

四季梗叶长青，临冬不衰。毒蛇咬，捣汁饮，以渣涂，立愈。

谷芽

启脾进食，宽中消食。

浮麦

止虚汗、盗汗、虚热。

麦芽

开胃，消食和中。

大麻仁

利大肠热燥，大便热结。

薏苡仁

补肺益脾，去湿。消水肿，理脚气。

小黑豆

同甘草除疟。胃中虚热，脏中结积。

白豆豉

解砒毒，除痰咳。同生砒为丸，疗冷哮。

神曲

消食健脾暖胃，止泻吐，破坚结。

红曲

炒，消食活血，健脾胃，疗痢。酒服，除产后恶血。

白芥子

炒研。皮里膜外阴寒之痰，非此不消。

生姜

温中去秽，降风邪，暖胃，消寒痰，解食菜毒。干用止嗽呕。炒成炭，性纯阳。如误服寒剂，非此不解。

蒲公英

又名乳汁草。甘平，无毒。书载疗乳痈结核，皆谎。炙脆存性，火酒送服，疗胃脘痛。

红枣

解乌头、附子、天雄毒。和阴阳，调荣卫，生津液。

杏仁

去皮尖。除肺热气逆，润大肠，气闭。

松子仁

润肺，治燥结咳嗽。同柏子仁治虚闭。

乌梅

酸涩敛肺，安三虫，拔毒根。

杨梅

患疝病者忌食。烧酒同食致毙。

橙子

患恶核、瘰疬、痰证者，食之成功，愈后复发。

陈皮

治脾不化谷，膀胱热，利小便，杀寸白虫。去白名橘红，消痰止泄咳，开胃，治吐清水，肠闭，解大毒。

青皮

顺逆气，开郁，解疔毒。

山楂

浸透去净其核，日干炒炭。除产后恶血，消肉积，积滞宿食。

橄榄

形尖，入心经。清心火，解鱼鳖毒，生津止渴。蘸明矾食味佳，豁痰。

槟榔

健脾破结，疗利，里急后重，截疟。

吴茱萸

浸热汤七次，去净苦烈。治疮，生炒研用。

甘蔗

甜寒。绞汁，可疗小儿衣多罨热之病。

莲须

固精，乌发，悦色。益血，止血。

芡实

炒，治遗精浊带，益精开胃，助气明目。

山药

开蒙，补精血，健脾胃。

柏子仁

甘平，无毒。兴阳道，益寿元，润肠宁神。

松香

先取胡葱煎汤，去葱。以汤分三次煮香。每俟汤温，在汤内手扯洗其油，去尽，冷凝磨粉。专疗湿风，治白秃。生入膏，生肌。

肉桂

纯阳，引火归元，解阴寒凝结。去皮，曰桂心，更纯。桂枝性横，走手臂，发表。

官桂

理阴分，解凝结。愈疟疾，行血分，通毛窍。

沉香

干研末，或酒磨，以煎剂冲服。治肿毒，心腹痛，调中补脏，益精神，壮阳。

丁香

辛温。治霍乱痞块。吹鼻愈脑疳，反胃，开膈关，腹中肿毒，鼻中息肉，乳头裂破。

樟脑

每两用碗对合，湿纸封口，火升半时，则成樟冰。治中邪腹痛，风痰。加花椒同升，杀牙虫，止牙疼。

芸香

即白胶香。水煮三度，俟汤温，手扯油净，冷即硬，磨粉。解疽毒，止痛。轻粉对研，猪油调敷烂孔。

冰片

苦寒。治舌口咽喉火毒。研水调吞，治难产。

乳香

每斤用灯心四两同炒，炒至圆脆可粉为度，扇去灯心，磨粉用。消痈，止痛，托里护心。治遗精产难。

没药

制法与乳香同。破坚，散恶血，消肿生肌，坠胎，去翳。

血竭

散滞血，止诸痛，生肌。

阿魏

酒拌晒研。杀虫，解臭，消痞。解死兽肉毒，肉积。

厚朴

去皮切片，每斤取带皮姜四两，切片同煮，汁干炒透，去姜。温中消痰，厚肠胃，除积冷、宿血、宿食。

金铃子

即川楝子。酒拌透蒸去皮，入丸用核，捶细不用肉。入煎用肉，不用核。苦寒，有小毒。产于川者佳，本地者细，以入火烧存性。能托毒水，治久溃烂孔。

杜仲

去皮，每斤用蜜三两涂炙，蜜尽为度。肝经药也，补中益肾，补肝虚，坚筋，强志。

楝树根

去皮，取白肉，杀腹内诸虫。赤者忌用。

皂角刺

名天丁。五月初取嫩者，捣烂，醋煎成膏，疗痈。生用穿痈。无醋者可疗横痃。

巴豆仁

研压数次，油尽如粉，名巴霜。拔毒。孕妇忌用。

桑白皮

取白肉切焙，泻肝火，降大小肠气，散恶血。

柘树

取皮里白肉，甘温，无毒。治血结，补损虚。

枳实枳壳

即细皮香圆。六月摘者实，八月摘者壳，陈蛀者佳。并去穰核，以面炒。实寒，消食积，开胸结。壳亦寒，健脾开胃，止吐消痰，除里急后重。

枸橘

陈者佳。全用，疗子痈。炙存性研，陈酒送服，疗疝气。核治肠风、下血。方中橘核即此，往有以烂橘核误用。苏城医家，尚未认得枸橘。

山栀炭

苦寒，无毒。热厥头痛，疝气，汤火。

萸肉

选净。补精益肾。

白茯苓

蒸透切。逐水暖脾，生津止泄，除虚热，开腠里。

赤茯苓

破结气，泻心、小肠、膀胱湿热，行窍行水。

茯神

安魂魄，养心血，治心神不安。

琥珀

用侧柏子末入瓦锅煮，有异光，取起，入灯心对分研粉。清肺，利小肠，安五脏，定魂魄，消瘀血，明目。

天竹黄

治小儿惊痰。每二钱加雄黄、牵牛末各一钱，研匀，面和丸粟米大。每服五丸，薄荷汤送下，治失音不语。

蜂房

露天有蜂子在内者佳，炙研。能托毒，疗久溃，止痛。同头发、蛇蜕烧灰，日以酒送钱许，治脏腑历节，恶疽疔毒。以炙存性，酒拌服，治失禁遗弱。煎汤洗毒孔。无蜂者不效。

土蜂窠

在严冻大雪中，以布袋袋之能取。取入蒸桶蒸死，连窠炙研，以醋调涂，痈疖即消。以蛇蜕同煅，治疔毒走黄。乳调服，疗小儿吐泻。

五倍子

敛肺生津，消酒毒，收湿，疗疮脱肛。

僵蚕

糯米泔水洗净，炒研。治中风喉痹，散风痰，消瘰疬，风疮阴痒，疗惊，愈疔痔。

蜘蛛

炙研粉。猪乳调，治哑惊。

蝉蜕

滚汤洗去泥翅足，晒干。治目昏翳障，痘疹，疔肿。

蝎子

水洗三次去咸，炙研用。治惊中风。

推车虫

即蜣螂。五月晴日，有虫捕人粪一团，如推车者是。火炙研粉，和干姜末敷，出多骨。忌经水。生捣为丸，塞粪门，引痔虫出尽，永瘥。

癞团

即癞虾蟆。大者佳。生用填烂孔，拔深毒，软年久毒肛。取酥，捉老蟾仰天，以其头入等壳内，取等箍箍上，蟾之脑中放出白浆是。去蟾，以等壳晒干，刮下配药。消痈拔疔，止牙疼，绞肠沙胀。

蜈蚣

取活者香油浸死。蛀发癣，捣烂涂，足指鸡眼，一宿脱落，愈而不发。

蚯蚓

药铺有卖。破腹去泥，以酒洗，晒干。每四两配糯米、花椒各一两，同炒。炒至米黄透为度，去椒米磨粉。治历节风痛，手足不仁，疽毒，肾囊肿。

蚯蚓粪

入火煅红，每两入轻粉一钱，研至粉内无星为度。取活紫花地丁捣烂绞汁，调涂烂腿，日洗日涂，数日愈。以甘草煎汁，调涂小孩肾囊肿痛。

龙骨

白净粘舌者佳。捉燕子，破腹弃肠，以骨填腹，悬井内离水尺许，候准一周时取出，生研水飞晒干用。盖龙有病，食燕而愈，得水而腾。忌经火。生肌敛疮，治鼻红。

穿山甲

尾上细甲良。同土炒至松脆，研。通经络窍，杀虫，消痈，逐邪风，祛积湿，愈痔。

蛇蜕

竖蜕不经地者佳，泥裹火煅，去泥研粉。治疗肿，以蛇蜕不煅煎汁，敷白点风，洗恶疮。

白花蛇

即蕲蛇。鼻向上，有方胜花纹，去头尾酒浸。除皮骨，炙则不蛀。治湿痒。

石首鱼

即白鲞。开胃益气。首中脑石烧研，入冰片，治害耳脓出。患肺疽者，终身戒食。

朱鳖

大如钱，腹赤如血，又名金钱鳖。出深山石涧中，广德州最多。甘无毒，炙存性研粉，能消漏管。

牡蛎

童便浸七日，硫黄末醋调涂，黄土裹煅，止梦遗，赤白浊。补肾安神，除盗汗，消痰块。

真珠

入豆腐煮一炷香，取出，与灯心同研极细，去心。除翳障，安魂魄，疗惊，逐痰，止遗精白浊，解豆疔毒，下死胎胞衣，生肌肉。

田螺

捣烂涂结硬痰核。涂命门，通小便。入冰片愈痔。如入膏内煎，必预敲碎其壳，以杜油暴，暴则近人受汤粘衣。

鸡里金

炙透磨粉，消久停宿食，疗疳膨。

白丁香

麻雀矢。雀身细，头圆，翅长者乃雄。入笼取矢，冬月佳。甘草汤冷浸一宿焙研。咬疖头，拔疔毒。

五灵脂

研末，酒飞，日干。止经水过多，赤带不绝。男女一应疼，血凝，齿痛。

山羊血

解鲜菌、河豚毒。伤损，恶血。

山羊矢

晒干，炒成炭存性，入坛闷熄磨粉。疗溃烂，生肌，酒送二钱。疗雷头风，水粉各一升，浸一夜，绞汁顿熟，每午刻服。疳痢欲死者，三服全愈。

线胶

剪细，同牡蛎粉炒如珠，去蛎为粉。性温。补肾益精，止遗精白浊。

皮脂

即烟胶。硝皮铺刮下诸皮之膜，入锅炒炭磨粉。生肌肉，疗湿风，脓窠湿烂等疮。

象皮

炙成团，存性研粉。生肌肉。

麝香

定神疗惊，解果毒，消痈疽，开经络窍，坠胎。

猫矢

在屋上晒白者多收，以土裹，火煨，研粉。黄糖拌食，治童子痨、传尸痨。真仙丹，曾愈多人。

鼠矢

尖者佳。要拣净，恐有蛇虫毒矢和内，炒透，研粉。治易证，疗烂孔，追毒水。

头发

壮年人者佳，以皂角煎汤洗净，晒干。同油煮成饼，浮起枯色为度。入膏生肌长肉，止血。

指甲

瓦上土炒成炭存性，研粉，吹止鼻红。加冰片，吹治咽喉。尘屑入目，以津磨甲腻，点睛立愈。

人中黄

腊月取孩结粪，阴干，泥裹煨炭。治热狂，痘毒。脚麻，麻至小腹而死，或头麻，麻至心口而死者，一日死苏几次，取末三钱，豆腐调服立愈。

人中白

系夫妇之精，入马桶，归坑，凝于底者是，俗名坑凝。苏松常镇，以缸作坑，广产僧寡家者不佳。入火煅烟尽，闷熄研用。治咽喉口齿疮疳，诸窍出血，血汗。

医案

谚云：千学不如一见。是以从师习医，必经师率视证，见广识多，遇证始无疑惑。余以四十余年之临证，摘其一二奇险危笃者，录之于下，以备详察。不必拘拘于师率视证云。

喉证医案

一壮年新婚百日，妻住母家，满月方回。时值酷暑，因交接后贪凉，五鼓时喉痛气逆，寒热交作。余问之，则曰三日前喉间略有微痛，今早五鼓肿痛更甚。视其小舌肿如拇指，知系心肾虚火，交接后经风，风火两闭之恙。若用发表，虚上加虚；若投寒剂，风火被罨。即用全胡、苏子、连翘、元参、赤芍、浙贝、甘、桔八味煎服，立愈。

无锡村妇，年三旬，忽喉痛难食。彼地一医，以射干、赤芍、翘、芩、花粉、牛蒡等煎服，服即痰升满口，响若鼾声，痰不出齿。余问，始知骤起，况服凉药增险，此阴寒无疑。但痰塞一口，万难进药。即取鹅毛蘸桐油厘许，入喉一卷，痰随毛出，吐有升许。以肉桂、炮姜、生甘草各五分，入碗内，以滚水冲浸，以碗仍顿汤中，用匙取药，连呷三四口即愈。

南濠一匠，半夜请治喉证。问之不能回答，旁人云：昨吃夜饭，睡着后，忽喉痛而醒。余以炙附如细粞一粒，放其舌上，咽津数口，全愈。

发疽医案

兴邑路姓七岁童，顶门寸许并患三疽，溃久不敛，孔如棋子大，浅而无脓，干而色灰，人倦无神。因服凉剂过多，饮食不进。余曰：色似香灰，乃气血两丧，无脓干枯，精神已绝，兼不能食，难以医治。次日而夭。

瘰疬医案

枫镇闵姓，年十七。颈患瘰疬，烂成一片，延烂耳腋及腰，如手掌大者数处，瘦弱成怯。初以洞天救苦丹与服，毒水大流，十日后，以阳和汤、醒消丸，每日早晚各服一次。十日项能舒转，饮食日增。外贴阳和膏，内服大枣丸，并用荆芥汤洗，以山莲散敷，九十日收功。因未服子龙、小金二丸，其毒根未除。后腋生恶核，仍以子龙丸消之杜患。

王姓媳，颈内瘰疬数个，两腋恶核三个，又大腿患一毒，不作疼痒。百余日后，日渐发大，其形如斗，按之如石，皮现青筋，常作抽痛。经治数人，皆称曰瘤。余曰：瘤软疽硬，此石疽也。初起时可消，日久发大，上现筋纹，虽按之如石，然其根下已成脓矣。如偶作一抽之痛，乃是有脓之证也。上现青筋者，其内已作黄浆，可治。如上现小块，高低如石岩者，不治。三百日后，主发大痛，不溃而死。如现红筋者，其内已通血海，不治。倘生斑点，即自溃之证，溃即放血，三日内毙。今所患现青筋，能医至软为半功；溃后脓为浓厚，可冀收功也。外以活商陆捣涂，内服阳和汤，十日则止一抽之痛。十三剂里外作痒，十六剂顶软，十八剂通患软。其颈项之疬块，两腋之恶核，尽行消散，一无行踪。止剩石疽高起，内脓袋下，令服参一钱。因在筋络之处，先以银针刺穿，后以刀阔其口，以纸钉塞入孔内。次日两次流水斗许，大剂滋补托里，删去人参，倍增生芪。连进十剂，相安已极。适有伊戚亦行外科道者，令其芪草换炙。服不三日，四围发肿，内作疼痛，复延余治。余令其照前方服，又服二十余剂。外以阳和膏，随其根盘贴满，独留患孔，加以布捆绑。人问因何用膏贴，又加捆绑？答曰：凡属阴疽，外皮活，内膜生，故开刀伤膜，膜烂则死。所出之脓，在皮里膜外，仅似空弄。又不能以生肌药放入，故内服温补、滋阴、活血之剂，外贴活血温暖膏药，加之以捆，使其皮膜相连，易于脓尽，且又易于连接生肌。果绑后数日，内脓甚厚，加参服，两月收功。

痰核医案

妇项痰核三处，年久生管，延治。以拔管药插入，日易，半月愈两，惟有一管，浅如一粞。不意伊夫远归，两日管深如旧。余曰：此刻治，定无功效，容日商治。伊母问余，余曰：俟令婿出外，半月亦可收功。数日后，接女归，延治而愈。又壮年臂有二管，问伊可有暗疾？曰：有梦遗。以六味丸删去泽泻，增线胶、龙骨、芡实、莲须为丸，鹿含草煎汤，晨夕各送三钱。服半料而梦遗愈。愈后，即以拔管药治之，仍服前丸。服完二管皆痊。

恶核医案

洞庭秦卜年，项腋恶核十二处。服连翘、昆布等药病重。又被刺破，烂经三载，始来就医。以阳和汤、犀黄丸轮服，半月十中愈八，喜甚，带药而回，路见凉粉买食，至家又食冷水油面，次日二便皆闭，第五日死。此病者自不惜命，故记以为病者之戒。

南濠客叶南高之弟，耳下并患恶核。一被医穿生管，后大如杯。以阳和汤、小金丹轮服，未溃者全消。彼问管可易愈否？余曰：消管甚易，管消即敛，倘将敛，一经走泄，管即复生，愈期难订。其弟真诚，果即敛。

乳岩医案

妇乳患一白疽，寒热痛甚。余以阳和丸同二陈汤煎服，得睡痛息，连进三服全愈。又妇患者相若，伊妇弟亦习外科，以夏枯、花粉、连翘、橘叶等药，连服五剂，号痛不绝。延余治，因向白色，今变微红，难以全消。即书肉桂、炮姜、麻黄加二陈汤，令伊煎服。今晚痛止能睡，明日皱皮缩小，服下果然。连进数剂，患顶不痛而溃，贴阳和解凝膏收功。

一妇两乳皆患乳岩，两载如桂圆大，从未经医。因子死悲哭发威，形大发杯。以五通丸、犀黄丸每日早晚轮服，九日全消。又男子患乳岩。先用鲫鱼膏贴上两日，发大如拳，其色赤红，始来就医。令其揭下，与服阳和汤四剂。倘色转白可救，色若仍红无救矣。四日患色仍红，哀恳求治，以犀黄丸、阳和汤轮服，服至十六日，四余皆消，独患顶溃。用蟾拔毒三日，半月收功。

发背医案

山塘姚姓媳，年二十九，小产月余。左肩手搭处先发一毒，周有尺五。患后半月，背脊添出一毒，自上至下，计长一尺三寸，上阔下尖，皆白陷。十日后，始请余治，其势甚笃。连服阳和汤三剂，人能坐起，五剂自能大小便，十二剂其续发者全消。先发之搭手，余地皆消，止剩患顶有脓者，如棋子大，脓足不痛而穿，四日收功。后言背上如负一板，舒转不快。以小金丹十丸，每日二进。渐渐不板，神色复元。

木渎镇谈姓妇，背患如碗，初起色白，近已转红，痛甚。时值三伏，余以阳和汤书毕。旁人云：此暑天，缘何用麻雀发表，桂、姜之热剂？余曰：此阴证也。彼云：患色转红，阴已变阳。余因其说，立令煎服，服后不一时痛息。接服四剂，患平七分，有脓之三分，不痛而溃，五日收功。

腰疽医案

阊门龚姓，腰患一疽，根盘围阔二尺余，前连腹，后接背，不红不肿，不痛不软，按之如木。初延余治，以肉桂、炮姜书于方首。别后另延苏城内外三四名家，众视余方皆曰：酷暑安可用此热剂？以余为非，议用攻托清凉，连治五日，病者神昏无味。后延余治，患仍不痛，色如隔宿猪肝，言语不清，饮食不进。余曰：能过今晚再商。是夜即毙，然其至死不痛。不久，伊戚亦患此证，延余治。以阳和汤服下，次日觉松。又服，疽消小半，才以犀黄丸与阳和汤，逐日早晚轮服，第五日全愈。后有背患相若者，照治而愈。

流注医案

程姓母年七十，膝下患一阴毒流注，溃经数月。患下及旁，又起硬肿二块，与旧患相连。延一医，以新发之毒，认为旧患旁肿，不识流注，竟以托毒之剂与服。服二剂，致新发者，被托发痛，始延余治。余以阳和汤与服三剂，新发之二毒皆消；接服小金丹十丸，后进滋阴温补，以杏仁散敷，半月脓厚，令服保元汤加肉桂，十余剂愈。

宜兴徐三梧之子，才岁半，太阳一毒，背上心脐对处二毒，颈后口对处一毒，腰腹二毒，两腿五毒，共患十一毒，皆皮色无异。其大腿二毒已经伊处医者开刀。闻余至，请治。以小金丹令日服二次，第五日消其九毒，消后又以小金丹日服一次。因孩小，令伊添一乳母。十日后，二孔皆红润，以保元汤，芪、草皆生，加肉桂三分，煎杯许，另水煎参六分和服。半月后，以芪草易炙，服愈，一月收功。

横痃及杨梅疮医案

常热赵人元长君，患横痃，被医家开刀，延余往治。余问其开刀几日？彼云已有半月。余曰：此患破则难治，还有九月之寿。即辞别。别后三百日，伊戚在苏来云，已死月余。

福建客满身广豆，又患横痃。余想横痃乃阴虚之症，药利温补；广豆系火毒之证，药利凉解。二证相背，既利于毒，定祸于疽，必使二证皆宜之药，除犀黄丸外无他法。令其每日空心时，酒送三钱，十服二证全愈。后一人毒重，倍服而愈。

起肛医案

宜兴冯悠也，右足背连小腿转湾处，初起不过汤毒，而成烂腿三十余年，四起硬肛，小腿足肿如斗，烂孔可容大拳，有时出血，所流臭浆，满室难闻。自以布包如砖一块，以填孔内，否则空痛。时年七十有四，雍正六年，延余治。以老蟾破腹，蟾身刺数孔，以肚杂代包填入孔内，蟾身覆盖孔外。每日煎葱椒汤，俟温，早晚各洗一次。以蟾易贴，内服醒消丸，亦早晚二服。三日后，取地丁、大力鲜草捣烂填孔，外盖乌金膏，仍以醒消日服。其肛口外四起硬块，内有皮中渗出清水者，以嫩膏加五美散敷。内有发痒者，以白花膏贴。内有块硬如石者，以生商陆捣烂涂。因孔内常有血出，先以参三七末撒内，次用地丁、牛蒡叶根捣填。如此二十余日，肿消痒息，其硬块、硬肛皆平，皮色退黑，内肉鲜红，患口收小平浅。仍以地丁等草填口，以五宝散撒上，仍贴乌金膏。因老翁精神不衰，饮食不减，始终不补收功。

痘毒医案

洞庭钱永泰之子患痘毒，医用清火解毒之剂。以一毒医增六七，再医毒生二十。医至第二年，孔皆有管，日流臭浆，右足缩不能行。坐卧三载，始来就治。以阳和汤、小金丹、犀黄丸等药与服，内用化管药。半月愈半，一月管化，有多骨者亦出。彼欲领子回家，才以生肌散，并调和气血之丸与回。讵伊任子恣意饮食，不洗即止，不敷即停，日以酸橙、石榴水果消闲，严冬复臭难闻，余曰：臭则烂，香生肌。寒疽未敛，日食酸涩，领回三月，患管复旧，乃父母害之也。

囊脱医案

宜兴一舟子，肾囊形大如斗，被走方人穿之。不数日，烂见肾子如鹅卵大，旁有一筋六七寸长，形若鸡肠。双环随肾子落出，臭气难闻。令以紫苏煎汤洗净，其筋烂下。问其肾子、茎物、小肚可痛否？彼曰：皆不痛。余曰：此三处作痛则难治，今不痛者，可治。日以紫苏汤洗，洗后以苏为末撒上，用青荷叶包之。内服黄连、归尾、黄芩、甘草、木通等药十剂。五日后肾子收上，烂孔收小。此非患毒，乃是损伤。口既收小，肌色红活。内服地黄汤，外敷生肌散而愈。

阴肿医案

一邻友余家饮酒，二鼓而别。次早伊仆云：茎物肿胀，痛难小便，遣来索药。度其醉归行房，妻以前用未洗之绢抹之，此绢必经毒虫咬过。即取仙人对坐草以解蛇毒，割人藤以解蜈蚣毒，二草捣烂取汁，调雄黄末涂上，立刻痛止肿消，下午全愈。

汤伤医案

一妇小腿经汤，被医者用冰片研入，雪水敷之。不一刻，腿肿如斗，痛极难忍，请余治。妇曰：只求止痛，死亦甘心。余曰：幸在小腿，下身硬地，傥汤腰腹，用此一罨，火毒入腹，难以挽回。以地榆研细，调油敷上，半刻痛止，令伊自拂一二次全愈。一使女，炭火汤足，背烂一孔，以伏龙肝散乳调敷，不三日而愈。又邻家一孩，炉上滚汤浇腹，因痛自手抓破腹皮，油拂上一次痛息，以地榆末干撒于破处，次日肌生，未破者全愈。

方剂索引

一画

二画

三画

四画

五画

六画

七画

八画

九画

十画

十一画

十二画

十三画

十四～十六画

十八画以上

药名索引

二画

三画

四画

五画

六画

七画

八画

九画

十画

十一画

十二画

十三画

十四画

十五画

十六画

十八画以上